DIANA ZENZ

AROMA THERAPIE für die Liebe

nymphenburger

Inhalt

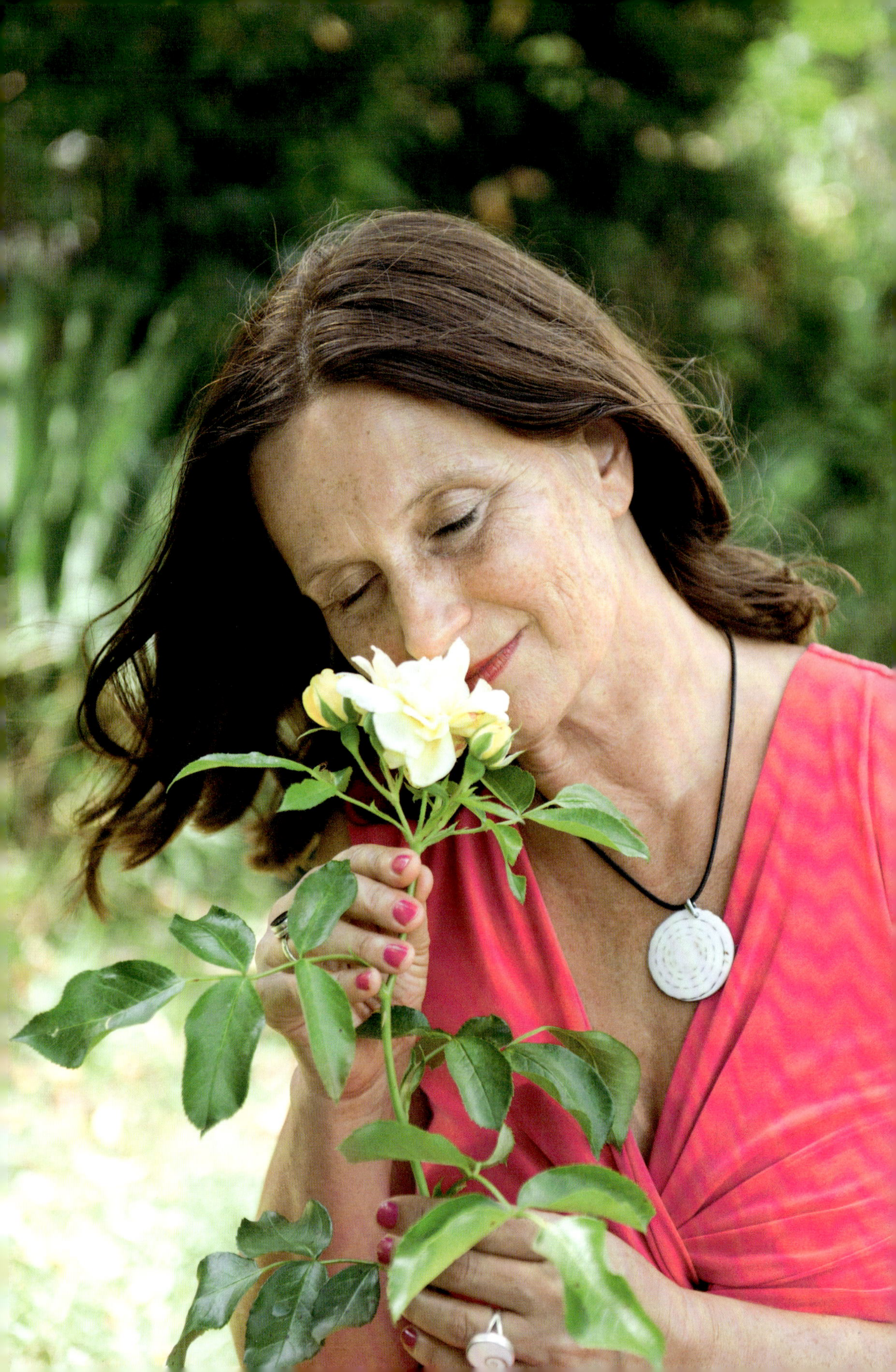

Eine Einladung in die Welt der Liebesdüfte

Aromatherapie für die Liebe war das Buch, das ich schon immer schreiben wollte. Als ich begann, mich intensiv mit ätherischen Ölen zu beschäftigen, zogen mich die aphrodisierenden Liebesdüfte magisch an. Ich tauchte in alles ein, was ich über sie finden konnte. Meine erste Duftreihe umfasste Kreationen wie Hingabe, Leidenschaft, Liebesnacht und Unwiderstehlich weiblich.

Erst später erkannte ich, warum mich diese Düfte so fesselten. Mit nur 40 Jahren kam ich vorzeitig in die Wechseljahre und verlor meine Lust auf Sex, obwohl ich immer ein zutiefst sinnlicher und genussvoller Mensch war. Die aphrodisierenden Liebesdüfte halfen mir, meine Leidenschaft zurückzugewinnen. Ich war so dankbar und wollte diesen Schatz mit meinen Leserinnen teilen.

Mein intensives Beziehungsleben, besonders die vier Jahre Polyamorie, hat mich tief geprägt und vor viele Herausforderungen gestellt. Durch mein Wissen als Coach und die Unterstützung der Düfte konnte ich diese Zeit gut bewältigen.

Aromatherapie für die Liebe soll dir Lust machen, dich auf das Abenteuer von Beziehungen und Sexualität mit allen Sinnen einzulassen. Es kann der Eintritt in eine Welt der Sinnlichkeit und des Genusses sein. Egal, ob du Single bist oder in einer Beziehung lebst – dieses Buch kann dein Begleiter zu einem erfüllten Liebes- und Beziehungsleben werden.

Es bietet dir duftende Rezepte, Duftbeschreibungen, spannendes Hintergrundwissen, Meditationen und Übungen, die dir den Weg in eine erfüllte Beziehung und Sexualität weisen. Es ist ein Buch voller Abenteuerlust, das zum Ausprobieren und sinnlichen Genießen einlädt. Erlebe, wie die Düfte zu wertvollen Gefährten werden und dir ungeahnte Lebensqualität und Glück schenken.

In diesem Buch möchte ich meine Leidenschaft und Begeisterung für die zauberhaften und hochwirksamen ätherischen Öle, meine langjährigen Erfahrungen als Coach und die persönlichen Erlebnisse meines intensiven und erkenntnisreichen Beziehungslebens mit dir teilen.

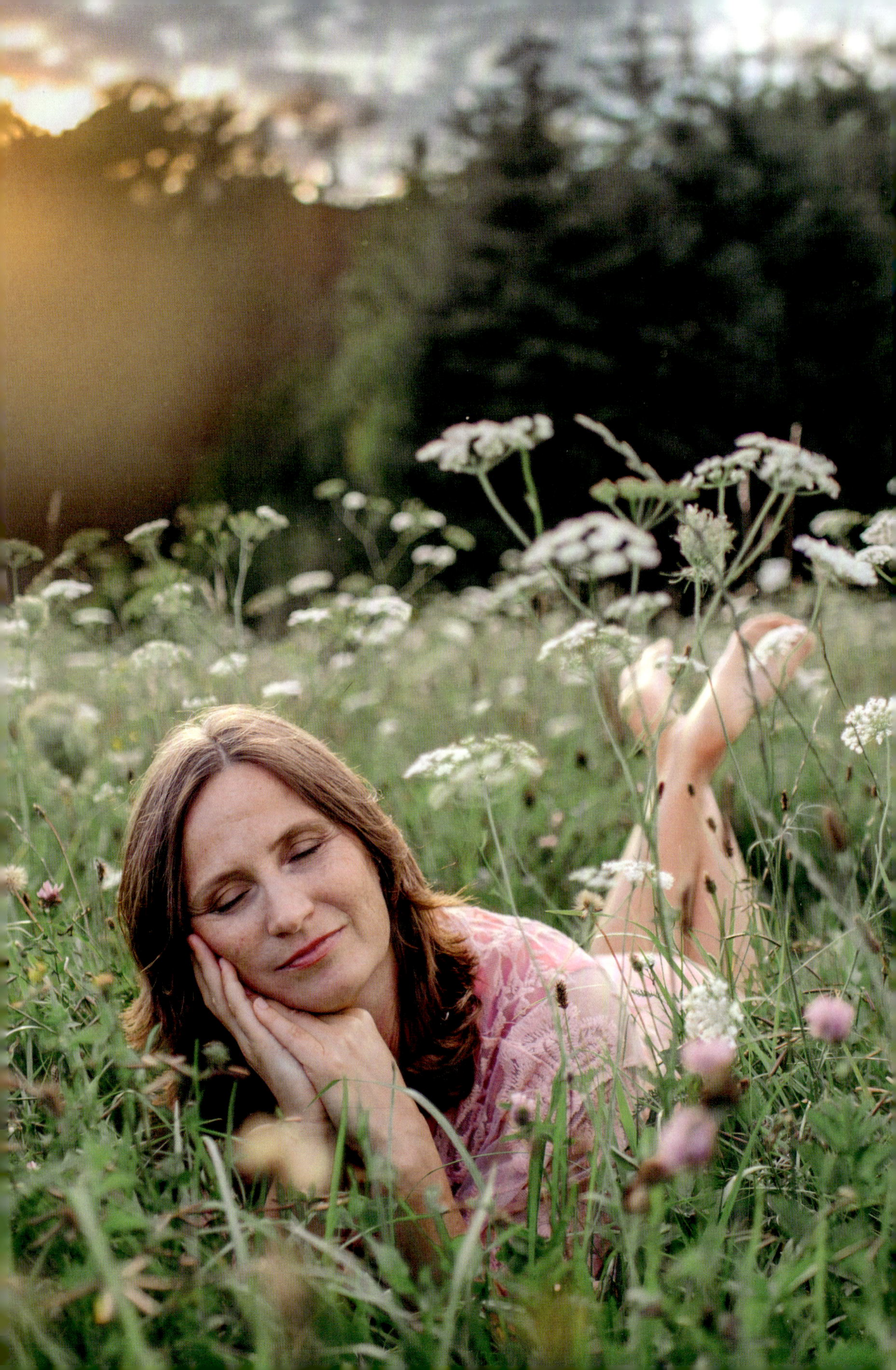

KAPITEL 1

DÜFTE FÜR DIE LIEBE

Riechen ist ein wundervoller Prozess, der weit über das bloße sinnliche Wahrnehmen von Düften hinausgeht. Düfte berühren uns tief im Innersten, verbinden uns mit unseren schönsten Erinnerungen und intensivsten Gefühlen. Sie haben die Macht, unsere Hormone zu beeinflussen und dadurch Liebe und Leidenschaft neu zu entfachen.

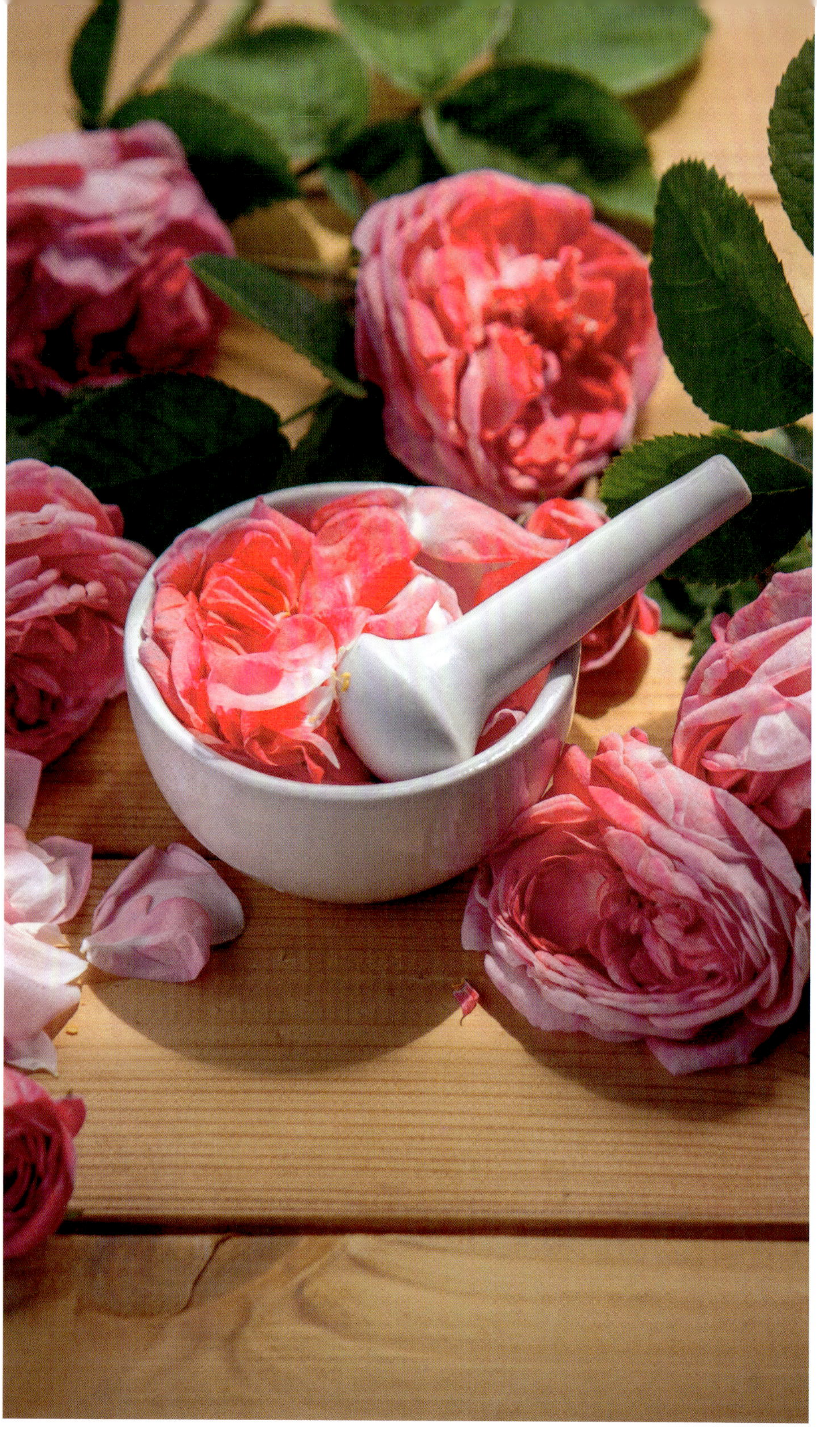

Ätherische Öle: Die Essenz der Natur entdecken

Ätherische Öle sind einzigartig, weil sie die Essenz der Pflanze in ihrer reinsten Form enthalten. Man spricht auch davon, dass der Geist der Pflanze sich im ätherischen Öl befindet. Ein weiterer bemerkenswerter Aspekt ätherischer Öle ist ihre hohe Konzentration und Wirksamkeit. Schon wenige Tropfen eines ätherischen Öls können eine starke Wirkung entfalten. Ganz wichtig ist die sorgfältige Anwendung der ätherischen Öle. Hier gilt: „Weniger ist mehr."

Die Gewinnung ätherischer Öle erfolgt meist durch Destillation, bei der Wasserdampf die Duftmoleküle aus den Pflanzenteilen löst. Diese Methode bewahrt die empfindlichen Inhaltsstoffe und sorgt dafür, dass die Essenz der Pflanze erhalten bleibt. Eine andere Methode ist die Kaltpressung, die vor allem bei Zitrusfrüchten wie Orangen und Zitronen angewendet wird. Bei dieser Methode werden die Schalen der Früchte mechanisch gepresst, um das Öl freizusetzen.

Es gibt auch andere Methoden wie die Lösungsmittel-Extraktion oder die CO_2-Extraktion, die für bestimmte Pflanzenarten verwendet werden. Jede Methode hat ihre Vorzüge und wird je nach Pflanze und gewünschtem Endprodukt ausgewählt.

Ätherische Öle können aus verschiedenen Pflanzenteilen stammen: Blüten (z. B. Rosenöl), Blättern (z. B. Eukalyptusöl), Rinden (z. B. Zimtöl), Wurzeln (z. B. Ingweröl) oder Schalen (z. B. Orangenöl). Jeder Pflanzenteil bringt einzigartige Eigenschaften und Wirkungen mit sich.

Die besondere Kraft ätherischer Öle liegt in ihrer Fähigkeit, Körper, Geist und Seele zu harmonisieren. Sie können sowohl zur körperlichen als auch zur emotionalen Heilung beitragen. In der Aromatherapie werden sie eingesetzt, um das allgemeine Wohlbefinden zu fördern, Stress abzubauen und emotionale Blockaden zu lösen. Ihre Fähigkeit, direkt auf das limbische System im Gehirn zu wirken, macht sie besonders effektiv bei der Beeinflussung von Stimmung und Gefühlen.

Ätherische Öle bieten eine natürliche und ganzheitliche Möglichkeit, das Leben zu bereichern und zu heilen. Sie sind ein unverzichtbarer Bestandteil jeder natürlichen Heilpraxis und eines bewussten Lebensstils. Durch die gezielte Anwendung können sie helfen, das Gleichgewicht wiederherzustellen, die Vitalität zu steigern und eine tiefe Verbindung zur Natur zu schaffen.

> *Ätherische Öle, mit ihren tiefgreifenden heilenden Eigenschaften, bringen Harmonie für Körper, Geist und Seele.*
> ROBERT TISSERAND

Gleichzeitig wirken sie auch auf einer tieferliegenden Ebene. Sie nähren und schützen die Zellen unseres Körpers. Indem wir täglich Aromaöle verwenden, erzeugen wir in uns einen Zustand von Gesundheit und Harmonie. Auch zu einem friedvollen Geisteszustand kann die Aromatherapie beitragen, was auch wieder in unsere Beziehungen Harmonie und Achtsamkeit bringt.

ÄTHERISCHE ÖLE ALS SCHLÜSSEL ZU UNSEREN GEFÜHLEN

Düfte sind viel mehr als nur angenehme Gerüche – sie haben die Kraft, unsere Gefühle und unser Verhalten tief zu beeinflussen. Unser Geruchssinn ist einer der ältesten Sinne, die wir haben, und er verbindet uns direkt mit unseren Emotionen und Erinnerungen. Deshalb sind Düfte so mächtig, wenn es um Liebe und Sexualität geht.

Ätherische Öle sind wahre Naturwunder, die perfekt mit unserer menschlichen Natur harmonieren. Als duftende Essenzen regen sie die Sinne an und heben unsere Gefühle. Emotionen spielen eine zentrale Rolle bei der Partnerwahl und beeinflussen, ob wir unser Sexualleben als erfüllend empfinden. Unser emotionaler Zustand kann ein starkes Aphrodisiakum sein – oder eben nicht. Schon lange wissen wir, dass ätherische Öle tief auf unsere Gefühle wirken können.

Düfte wirken direkt auf das limbische System, den Sitz unserer Emotionen, Gefühle und Instinkte. Bevor unser Verstand überhaupt reagieren kann, haben Düfte bereits Veränderungen in unserer Gefühlswelt bewirkt. Sie helfen uns, mit Emotionen besser umzugehen und sie auszugleichen.

Unsere Emotionen und Gefühle sind stark von unseren Erfahrungen in der Kindheit und unserer Vergangenheit geprägt. Ätherische Öle können uns helfen, unbewusste emotionale Reaktionen aufzuspüren und einen neuen Umgang mit ihnen zu lernen. Sie holen ungeliebte oder ungelebte Gefühle an die Oberfläche und unterstützen uns dabei, diese mit Kraft und Sicherheit zu betrachten und zu verarbeiten.

Manche Düfte, die uns nicht so angenehm sind – ich nenne sie Arbeitsdüfte –, bringen diese Gefühle sehr direkt hoch. Düfte, die wir hingegen lieben, die Leckerdüfte, helfen uns beim Verarbeiten der Gefühle. Ein Duft kann auch beides tun: Die Rosengeranie hat beispielsweise bei mir unverarbeitete Liebeskummer-Gefühle hochgebracht und mir gleichzeitig die Geborgenheit geschenkt, sie noch einmal anzuschauen und sie dann loslassen zu können.

Wenn ein Duft Übelkeit oder Schwindel auslöst, könnte er traumatische Erlebnisse hochholen. Unser System signalisiert damit, dass wir noch nicht bereit sind, diese Erlebnisse zu verarbeiten. In diesem Fall sollte man den Duft beiseitelegen und warten, bis die Zeit dafür reif ist.

Düfte berühren unsere Emotionen und schaffen einen Zugang zur Seele. Mit jedem Tropfen Öl begegnen wir uns selbst und haben die Möglichkeit zur tiefen Transformation. Du wirst merken, wie du durch den Einsatz ätherischer Öle deine Umwelt immer bewusster wahrnimmst und dich zugleich beschützt und angebunden fühlst. Dadurch wird es dir besser gelingen, dein wahres Selbst zu leben. Und das ist die Grundlage für ein erfülltes und glückliches Leben sowie Beziehungsleben.

WIE DÜFTE UNSERE ERINNERUNGEN WECKEN

Kein anderer Sinn kann uns so intensiv in längst vergessene Zeiten zurückversetzen wie das Riechen. Düfte holen längst vergangene Gefühle und Erlebnisse hervor und tragen uns wie durch Zauberhand in die Vergangenheit.

Jeder von uns trägt einen Erinnerungsspeicher in sich, gefüllt mit guten und schlechten Assoziationen. Wenn wir einen bestimmten, lange nicht mehr wahrgenommenen Duft riechen, tauchen Erinnerungen an bestimmte Personen, Ereignisse, Orte oder ganze Lebensabschnitte wieder auf, begleitet von den dazugehörigen Gefühlen.

Ein Duft kann sofort eine starke emotionale Reaktion auslösen. Der Duft von Zimt erinnert uns vielleicht an die Weihnachtsbäckerei unserer Kindheit, der Duft von Lavendel an den Garten der Großmutter. Diese Verbindung von Düften und Erinnerungen schenkt uns ein tiefes Gefühl von Wohlbefinden und Geborgenheit. Ich bin in Berlin aufgewachsen, und noch heute versetzt mich der typische Geruch meines alten Wohnviertels zurück in meine Kindheit. Jedes Mal, wenn ich meine Eltern besuche, schnuppere ich den vertrauten Duft und lasse die Erinnerungen an meine Kindheit auf mich wirken.

> *Ein guter Duft ist die feine Kunst, Erinnerungen zu wecken und Fülle im Herzen zu schaffen.*
> UNBEKANNT

Die Autorin Helen Keller (1880–1968), die nach einer schweren Krankheit im Alter von zwei Jahren erblindete und taub wurde, war eine beeindruckende Persönlichkeit, die sich in ihrem Leben vom Riechen, Schmecken und Tasten leiten ließ. Über den Geruchssinn sagte sie einmal: „Der Geruchssinn ist ein mächtiger Zauberer, der uns über Tausende von Kilometern und über alle Lebensjahre hinweg zu tragen vermag. Obstduft bringt mich unter die Pfirsichbäume zurück, wo ich als Kind gespielt habe. Ich kenne Gerüche, bei denen sich mein Herz erinnerungsselig weitet, und andere, bei denen es sich erinnerungsweh verkrampft. Wenn ein Mensch von einer Stelle zur anderen eilt, hinterlässt er mir einen duftenden Eindruck des Ortes, von dem er herkommt […]" (Keller, Helen: *Geschichte meines Lebens*. Bern: Alfred Scherz Verlag, 1955.)

Wenn wir den Einfluss von Düften auf unsere Stimmungen und Gefühle verstehen, können wir dies für uns nutzen. Unsere unbewusst ablaufenden Programme können durch den Geruch auch bewusst gesteuert werden, um uns zu Wohlbefinden und emotionaler Harmonie zu führen.

Verführung beginnt mit dem Riechen

Alles beginnt, wenn wir Duftmoleküle durch die Nase einatmen. Diese Moleküle erreichen die Riechschleimhaut, die mit ca. 100 Millionen von Riechzellen bedeckt ist. Jede dieser Zellen hat spezielle Rezeptoren, die auf bestimmte Düfte reagieren. Wenn die Duftmoleküle diese Rezeptoren treffen, senden die Riechzellen Signale an das Riechhirn, auch *Bulbus olfactorius* genannt, das eng mit dem limbischen System verbunden ist – dem Teil unseres Gehirns, der für unsere Gefühle und Emotionen zuständig ist.

Düfte spielen eine große Rolle, wenn wir uns verlieben oder sexuelle Anziehung spüren. Sogenannte Pheromone, chemische, hormonähnliche Botenstoffe, die wir unbewusst wahrnehmen, entschei-

Anziehung liegt in der Luft! Pheromone beeinflussen, ob wir uns gut riechen können oder nicht.

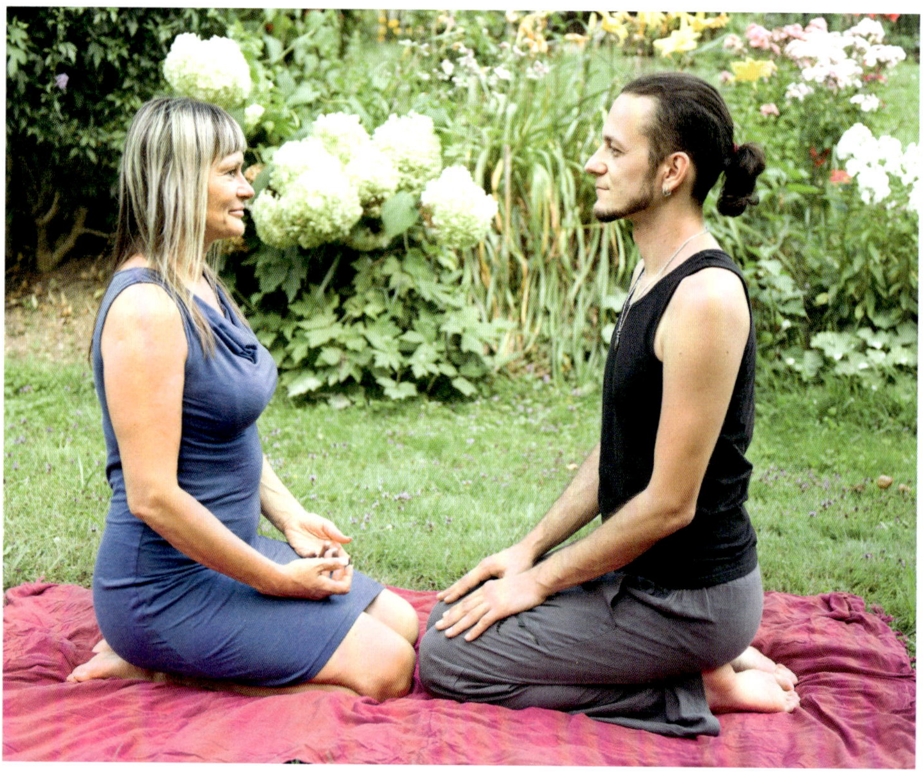

Dieses besondere Zitat aus Patrick Süskinds Roman-Klassiker *Das Parfum*, beschreibt, wie intensiv und unweigerlich Düfte den Geist und den Körper beeinflussen:

„Es gibt eine Überzeugungskraft des Duftes, die stärker ist als Worte, Augenschein, Gefühl und Wille. Die Überzeugungskraft des Duftes ist nicht abzuwehren, sie geht in uns hinein wie die Atemluft in unsere Lungen, sie erfüllt uns, füllt uns vollkommen aus, es gibt kein Mittel gegen sie. [...] denn die Menschen konnten die Augen zumachen vor der Größe, vor dem Schrecklichen, vor der Schönheit und die Ohren verschließen vor Melodien oder betörenden Worten. Aber sie konnten sich nicht dem Duft entziehen. Denn der Duft war ein Bruder des Atems. [...]. Und mitten in sie hinein ging der Duft, direkt ans Herz, und unterschied dort kategorisch über Zuneigung und Verachtung, Ekel und Lust, Liebe und Hass. Wer die Gerüche beherrschte, der beherrschte die Herzen der Menschen."

Das Parfum – Die Geschichte eines Mörders, Patrick Süskind (*1949)

den über Sympathie und Antipathie. Nicht umsonst sagt man: „Den kann ich besonders gut riechen." oder eben nicht. Unsere Nase hilft uns, herauszufinden, wer zu uns passt. Eskimos reiben sich die Nasen bei der Begrüßung aneinander und verschaffen sich so einen olfaktorischen Eindruck über ihr Gegenüber. Auch wenn wir uns mit Wangenküsschen begrüßen, nehmen wir gleichsam den Duft unseres Gegenübers wahr und stellen uns unbewusst auf den Menschen, dem wir begegnen, ein.

Die Pheromone, die sich übrigens in unserem Schweiß befinden, verstärken auch die sexuelle Anziehung und schaffen eine tiefere emotionale Verbindung zwischen Liebenden. Mit aphrodisierenden ätherischen Ölen kann man die Wirkung der Pheromone noch verstärken. Düfte können auch unsere Hormone beeinflussen. Einige Düfte regen die Produktion von Endorphinen an, die uns glücklich machen. Andere fördern die Ausschüttung von Oxytocin, dem sogenannten „Kuschel- oder Bindungshormon", das Vertrauen und Nähe verstärkt.

In diesem Buch dreht sich alles um die Liebe und eine erfüllte Partnerschaft und Sexualität. Deshalb solltest du unbedingt einen Blick auf die sinnlichen, aphrodisierenden Liebesdüfte werfen – sie sind ein unverzichtbarer Bestandteil für ein ganzheitliches Erleben der Liebe.

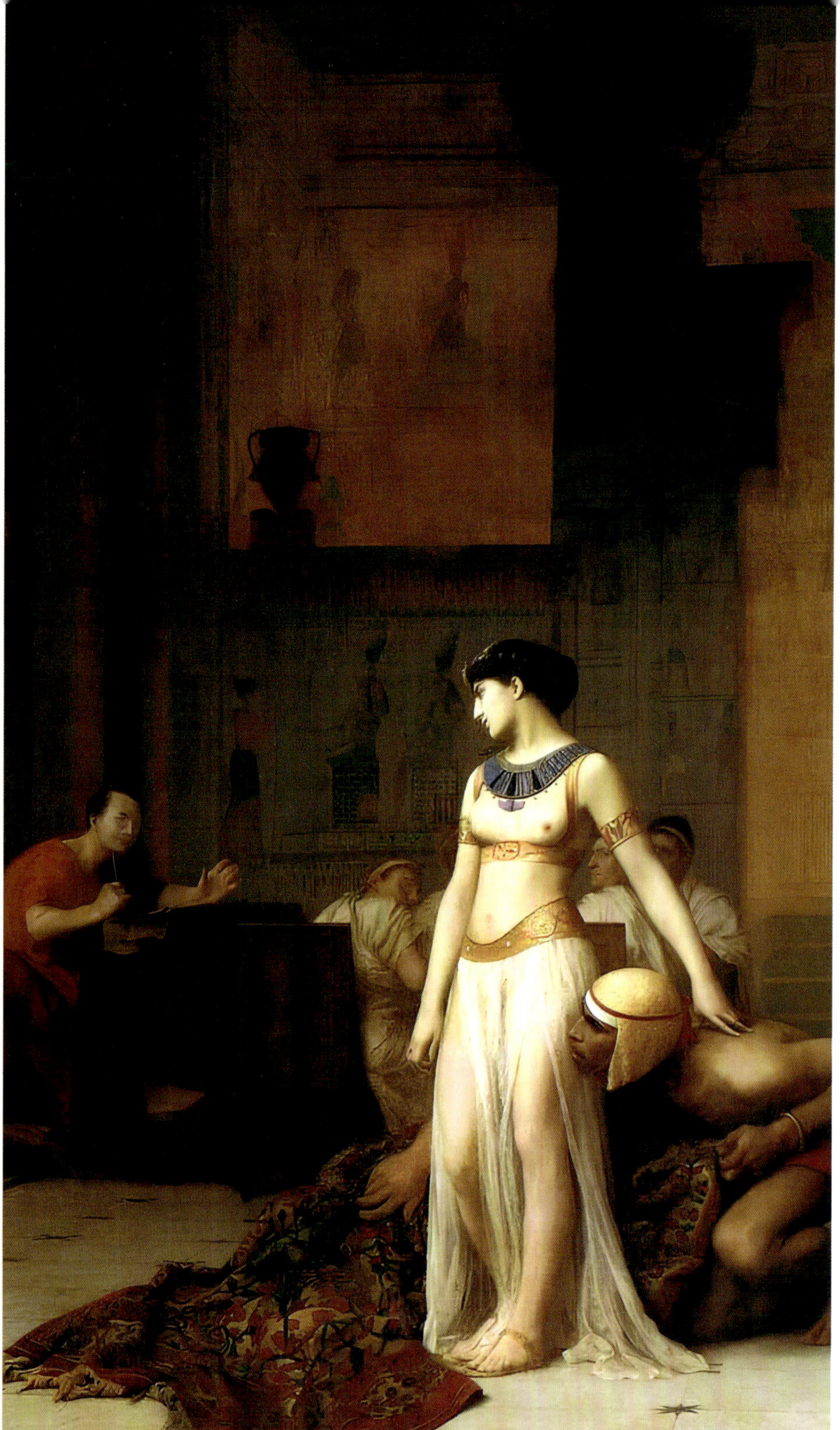

Verführung und Leidenschaft – Duftgeheimnisse der Alten Kulturen

Schon vor Tausenden von Jahren wussten unsere Vorfahren die Kraft der Düfte zu schätzen. Bei den wohlhabenden Ägyptern gehörten Massagen und Bäder mit wohltuenden ätherischen Ölen zum täglichen Leben. Die alten Römer und Griechen verwendeten getrocknete Blüten und Kräuter, um Räume zu räuchern – sei es, um schlechte Gerüche oder Krankheiten zu vertreiben, eine angenehme Atmosphäre zu schaffen oder die Libido zu fördern.

Die Verwendung von Duftstoffen in der Antike gibt uns faszinierende Einblicke in das Liebesleben der Ägypter, Griechen und Inder. Diese Kulturen erkannten früh die kraftvolle Wirkung von Düften als Aphrodisiakum.

Kleopatra (69–30 v. Chr.), die letzte Königen des ägyptischen Reiches, war für ihren umfangreichen Gebrauch von Kosmetika und Duftstoffen bekannt. Ihr Geliebter, der römische Feldherr Marcus Antonius, empfing sie auf seinem Boot mit von Rosenwasser bedufteten Segeln. Er soll auch eigens für sie einen Duftgarten angelegt haben, aus dem ihre Duftwässer gewonnen wurden.

In Athen war es üblich, bei einem Festmahl duftende Stoffe zu verwenden, um alle Sinne zu verwöhnen. Die Gäste wurden mit Blumenkränzen geschmückt, und es wird berichtet, dass manchmal sogar Tauben umherflatterten, deren Flügel mit Blütenwasser benetzt waren.

In Rom gehörten die Beduftung von Kleidern, Betten, Fußböden und Wänden ins alltägliche Leben. Die wichtigste Blume war bei den Römern die Rose. Rosenwasser parfümierte die öffentlichen Bäder, floss in den Brunnen des kaiserlichen Palastes. Rosen wurden auf den Banketten verstreut und auch seine Gäste besprengte man zur Begrüßung mit Rosenwasser.

Schwarzer Pfeffer galt bei den Römern als mächtiges Aphrodisiakum. Er wurde nicht nur genutzt, um den Männern Kraft und Vitalität auf dem Schlachtfeld zu geben, sondern auch im Schlafzimmer. Bei ihren luxuriösen Baderitualen, die oft als Vorbereitung für Nächte voller Sinnesfreuden dienten, vermischten die Sklaven Pfefferessenz mit den Ölen, die sie für die Salbung ihrer Herren verwendeten.

Ingwer, ein weiteres kraftvolles Aphrodisiakum, wurde ebenfalls von den Römern wegen seiner sexuell anregenden Qualitäten geschätzt. Sie fügten ihn warmem Wein hinzu, oft begleitet von Zimt, Rhabarber und Vanille, um die Wirkung zu verstärken. Ein altes türkisches Rezept empfiehlt Paaren, Ingwer und Honig miteinander zu vermischen und diesen Absud nachts zu trinken. Dies sollte nicht nur die Leidenschaft entfachen, sondern auch die Fruchtbarkeit steigern.

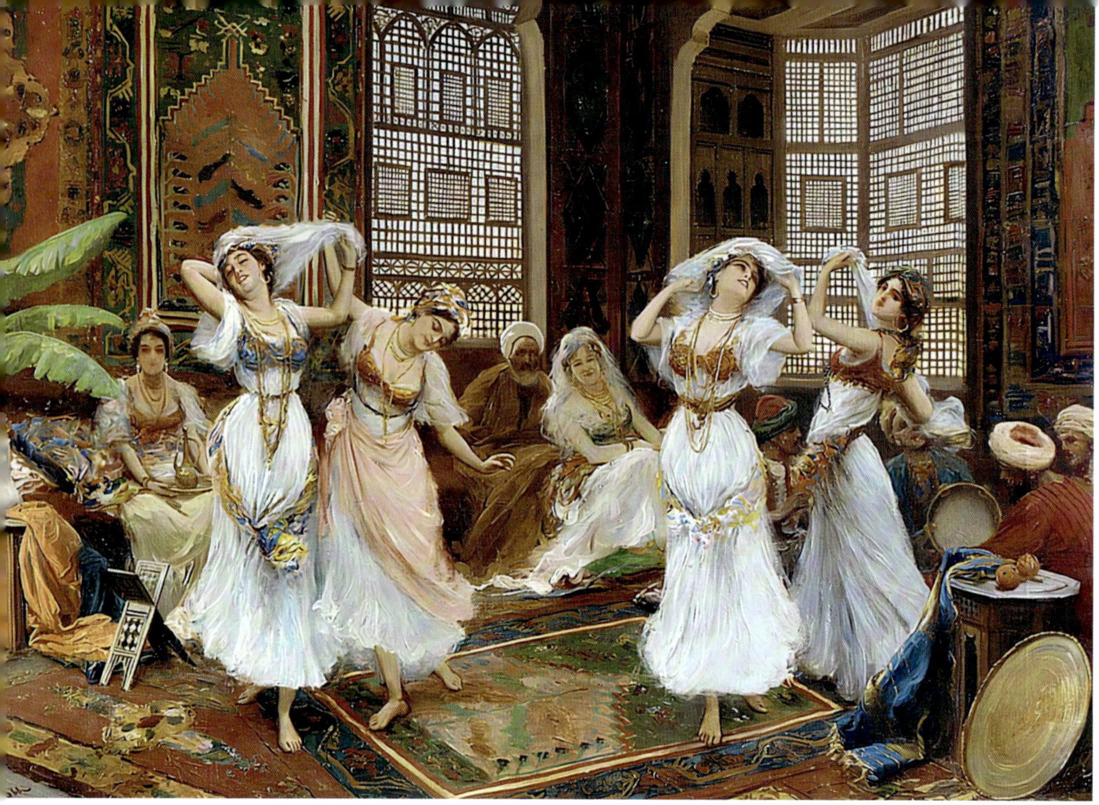

Im Rausch der Düfte – Nelken und Ingwer als geheime Begleiter sinnlicher Verführungskunst.

Im Orient stand man dem Gebrauch von Duftstoffen im Alltag und beim Gottesdienst sehr aufgeschlossen gegenüber. Beim Bau von Moscheen wurde sogar Moschus in den Mörtel gemischt, damit Gott und die Gläubigen mit ihrem Wohlgeruch erfreut werden und gerne und oft in die Moschee kamen.

Im Fernen Osten sind besonders viele der aphrodisierenden Duftstoffe zuhause – so zum Beispiel Sandelholz, Patchouli, Jasmin, Lotus, Zimt. Das „Kamasutra", das bekannteste antike Sexuallehrbuch, enthält viele Hinweise auf Duftstoffe, da diese wesentlicher Bestandteil des Geschlechtsaktes waren.

Haremsfrauen nahmen ausgiebig Duftstoffe zu Hilfe, um für ihre Herren erregend zu sein. Gewürze wie Nelken und Ingwer wurden auf ihren Körpern verrieben, damit die Sexualkraft gestärkt wurde.

Für Chinesen und Japaner war der Duft ihrer Umgebung wichtiger als der ihres Körpers. Hier wurden eher die privaten und öffentlichen Räume beduftet. Auch die Schreib- und Maltusche wurde mit tierischen Düften wie Ambra oder Moschus für die Kalligrafie parfümiert.

Die Rituale des Freiens waren oft sehr ausgeklügelt. Briefe und Gedichte wurden auf stark parfümierten Handfächern übertragen. Wenn die Angebetete dann diesen Fächer aufklappte, wurde sie sogleich mit dem betörenden Duft des Freiers umhüllt, in Hoffnung, dass seine ver-

führerischen und duftenden Worte auf Gefallen stießen.
Auch in Indien spielte die Verwendung von Düften eine wichtige Rolle. Hier wurden duftende Öle und Kräuter in sinnlichen Ritualen genutzt, um die Liebeslust zu steigern und das emotionale Wohlbefinden zu fördern. Sandelholz wurde vom Tempel in die Schlafgemächer übernommen. Bei Hochzeiten wurde Jasmin zusammen mit anderen Blumen zu einem Kranz für die Braut geflochten, um die zarte Liebe erstarken zu lassen und eine harmonische und glückliche Ehe einzuleiten. In Senegal verwendeten Frauen Ingwer, um daraus Gürtel zu machen und somit die eingeschlafenen Sinne ihrer Ehemänner zu erwecken.
Venedig war bekannt dafür, dass in verschwenderischer Manier alles parfümiert wurde: von den Handschuhen über Strümpfe bis hin zu Hemden und Geldmünzen. Duftkugeln wurden von den Frauen der oberen Stände getragen, um sich in die verführerische Aura duftenden Parfüms zu hüllen, um die Aufmerksamkeit eines Liebhabers auf sich zu ziehen.
In England ließ Königin Elisabeth I. sogar ihren gesamten Palast samt Tapeten, Möbeln und ihrem Lieblingspudel beduften.

Diese historischen Praktiken zeigen, dass Düfte seit Jahrtausenden in allen Kulturen eine bedeutende Rolle im Liebesleben und in der Romantik gespielt haben und weiterhin spielen.

PARFÜM: ZAUBER DES ORIENTS, EAU DE TOILETTE

Ein würzig, schwer-blumiger und leicht rauchiger Duft, der den Zauber des Orients heraufbeschwört und die Sinne betört.

Kopfnote: 14 Tropfen Blutorange, 3 Tropfen Weihrauch

Herznote: 6 Tropfen Jasmin Sambac (arabisches Jasmin), 10 %ig mit Weingeist verdünnt, 2 Tropfen Schwarzer Pfeffer, 6 Tropfen Champaca (Michelia champaca), 10 %ig mit Weingeist verdünnt

Basisnote: 5 Tropfen Tuberose, 10 %ig mit Weingeist verdünnt, 2 Tropfen Moschuskörner, 10 %ig mit Weingeist verdünnt, 5 Tropfen Patchouli

Herstellung:
43 Tropfen in einen 25-ml-Flakon tropfen und mit Bioweingeist auffüllen. Vor Gebrauch gut schütteln!

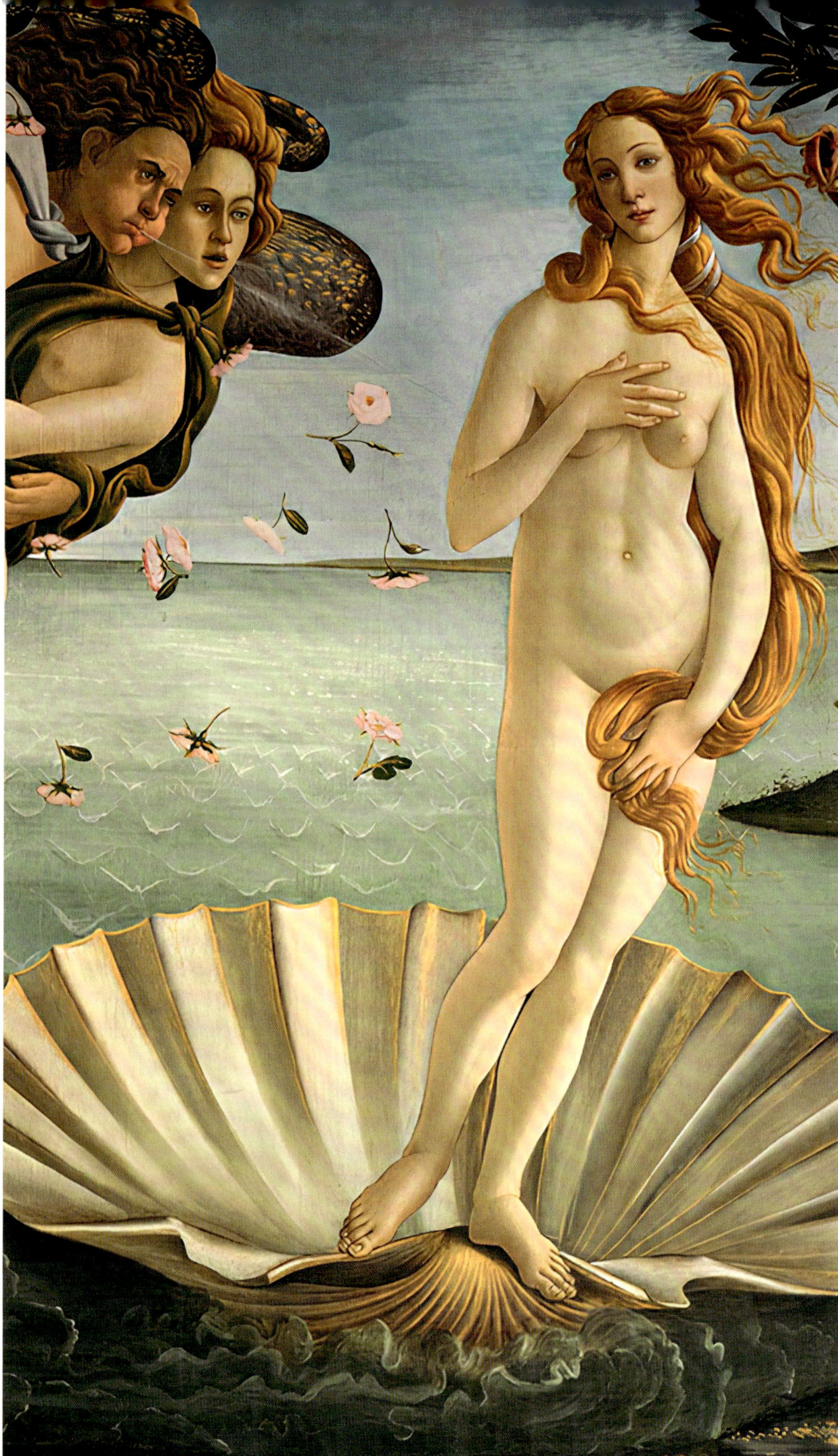

Die Kraft der aphrodisierenden Düfte

Der Begriff „Aphrodisiakum“ leitet sich von Aphrodite ab, der griechischen Göttin der Liebe, Schönheit und Leidenschaft. Der Legende nach entstieg Aphrodite den Meereswellen, nackt und betörend. Sie trug nur einen Gürtel aus Myrtenzweigen, der voller Liebeszauber war. Dieser Zaubergürtel sollte Liebe entfachen, wo keine war, und zu erotischen Abenteuern anregen. Für diejenigen, die keinen solchen Gürtel besitzen, bietet die Natur ihre eigenen magischen Mittel – die aphrodisierenden Duftpflanzen.

Aphrodite beherrschte alle sinnlichen Fertigkeiten einschließlich des Wissens um die erregende Wirkung aromatischer Pflanzen.

Aphrodisierende Liebesdüfte lösen eine natürliche sexuelle Erregung aus. Die reinen, hochschwingenden ätherischen Öle können dich bei der Sensibilisierung deiner Sinne unterstützen, da sie mit deiner Körperintelligenz in Resonanz gehen. Sie können dich an die besonders leidenschaftlichen Momente deines Lebens erinnern und die Gefühle von damals wieder zum Leben erwecken, achtsame, leidenschaftliche und tief berührende Momente erschaffen und Beziehungen wieder stabilisieren. Die „innere Flamme der Leidenschaft“ kann wieder entfacht werden und das Feuer eingeschlafener Sexualität wieder erwachen.

Als Aphrodisiakum tragen die ätherischen Öle sowohl zu unserer Entspannung als auch zur Stimulierung unserer sexuellen Aktivität bei, da die Öle einen Einfluss auf unsere Sexualhormone ausüben.

Es gibt ätherische Öle, die außerordentlich aphrodisierend, also die Lust anregend, wirken. Dies sind zum Beispiel berauschende Blütendüfte wie Rose, Ylang-Ylang, Jasmin oder Osmanthus, aber auch feurige Düfte wie Pfeffer, Ingwer oder das Patchouli, die das Liebesfeuer anfachen können. Sie wirken, indem sie das limbische System stimulieren und die Freisetzung von Hormonen fördern, die unsere Lust und Anziehungskraft erhöhen.

Die aphrodisierenden Düfte helfen, dass du dich geborgen und ganz wohl in deinem Körper fühlen kannst. Das Gedankenkarussell kann mal abschalten, und es fällt dir leichter, dich ganz auf den Partner einzulassen, dich zu öffnen, hinzugeben und verwöhnen zu lassen.

Einige aphrodisierend wirkende Öle: Basilikum, Bergamotte, Fenchel, Weirauch, Rosengeranie, Grapefruit, Ingwer, Jasmin, Kardamom, Kamille, Koriander, Limette, Mandarine, Melisse, Myrrhe, Nelke, Patchouli, Pfefferminze, Rose, Sandelholz, Schwarzer Pfeffer, Spearmint, Mandarine, Vetiver, Weißtanne, Ylang-Ylang, Zimt, Zitrone und Zypresse.

Sechs aphrodisierende ätherische Öle und ihre Wirkung

Im Folgenden möchte ich dir sechs von mir ausgewählte aphrodisierende ätherische Öle und deren Wirkung auf Körper, Geist und Seele vorstellen. In der Aromatherapie können wir sinnliche Düfte auf verschiedene Weisen nutzen. Wir können sie in Diffusern oder Duftlampen verwenden, um eine romantische Atmosphäre zu schaffen, oder in Massageölen, um Berührungen noch intensiver zu machen. Auch als Badezusatz oder Parfum können diese Düfte unsere Sinne anregen und die Leidenschaft in einer Beziehung neu entfachen. Im Buch Aromatherapie für die Liebe findest du zahlreiche Rezepte für verschiedenen Anwendungsformen.

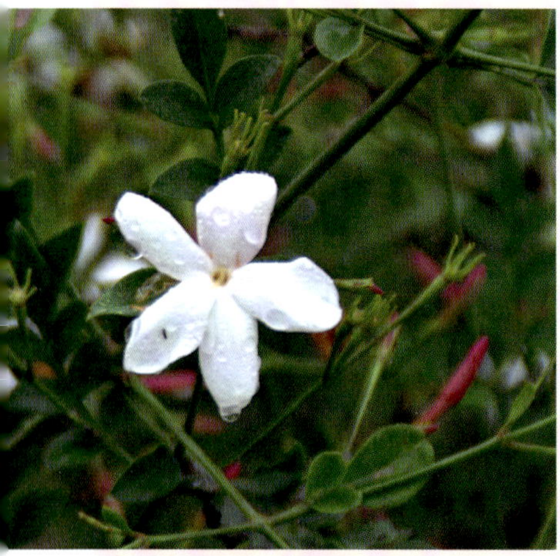

Ein Hauch von Jasmin kann die tiefsten Sehnsüchte wecken und die Leidenschaft in uns neu entfachen.
UNBEKANNT

HINGABE

Jasmin

Jasminum grandiflorum

Der berauschende, exotische Duft von Jasmin wirkt auf Männer und Frauen gleichermaßen anziehend. Jasmin galt schon immer als Aphrodisiakum und Liebespflanze, die in Zaubertränken und -sprüchen verwendet wurde. Es ist ein duftendes Symbol der Liebe, das tiefe und dauerhafte Gefühle verspricht. In Indien wird Jasmin bei Hochzeiten oft zu einem Kranz für die Braut geflochten. Das sinnliche Jasminöl bringt Kraft und Wärme in sexuelle Beziehungen, stärkt das Vertrauen und fördert körperliche Entspannung. Es lässt uns unsere Gefühle äußern und erhöht die Bereitschaft zur Hingabe. Jasmin ist ein großer Helfer bei Beziehungskrisen, da es das Vertrauen und die Hingabe fördert. Verwende Jasminöl vor wichtigen Verabredungen, um dein Selbstbewusstsein zu stärken.

FLAMME DER LEIDENSCHAFT

Schwarzer Pfeffer

Piper nigrum

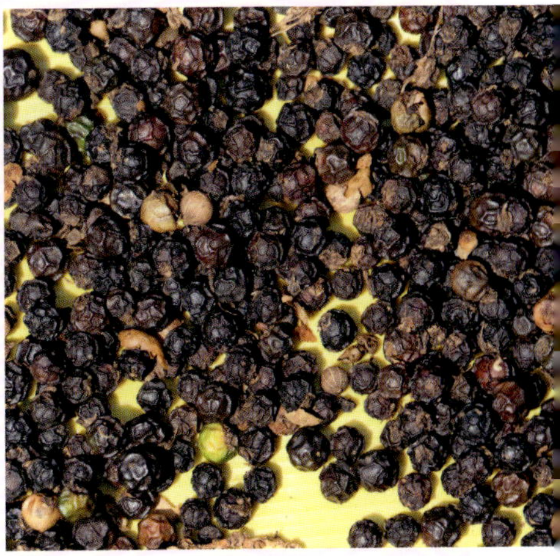

Schwarzer Pfeffer verleiht deinem Liebesleben Würze und Vitalität. Mit seinen wärmenden, durchdringenden und stärkenden Eigenschaften hilft er, die Flamme der Leidenschaft neu zu entfachen, wenn sie durch Routine oder mangelndes Interesse erloschen ist. Dieses stimulierende ätherische Öl kann Verspannungen lösen, den Geist beleben und Müdigkeit vertreiben. Ein wichtiger Hinweis: Schwarzer Pfeffer sollte nicht pur auf die Haut aufgetragen werden.

SINNLICHE MYSTIK

Patchouli

Pogostemon patchouli

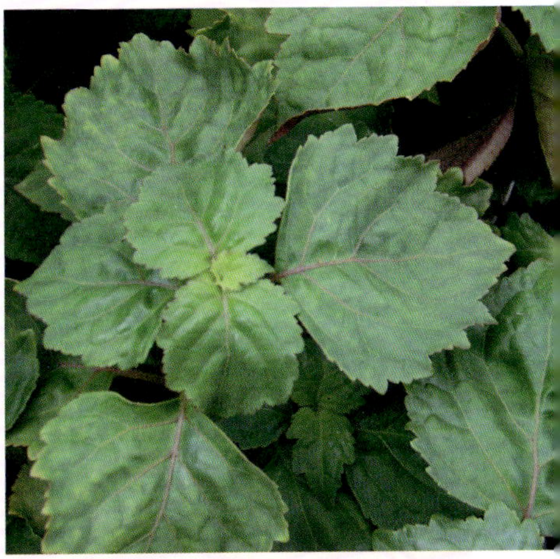

Patchouli hat ein intensives, moschusähnliches Aroma, das lange anhält. Es wird sowohl mit weltlicher Sinnlichkeit als auch mit spiritueller Erhöhung assoziiert. In den sechziger Jahren war es der bevorzugte Duft der Hippie-Ära der „freien Liebe". Man liebt oder hasst diesen Duft, doch als Ingredienz von Liebestränken gilt es seit jeher als Aphrodisiakum mit magischen Kräften. Patchouli lässt Hemmungen schwinden, fördert die Lust und erleichtert Gespräche über psychische und emotionale Bedürfnisse. Es wirkt beruhigend bei Angstzuständen und Depressionen und kann je nach Dosierung anregend oder verführend wirken.

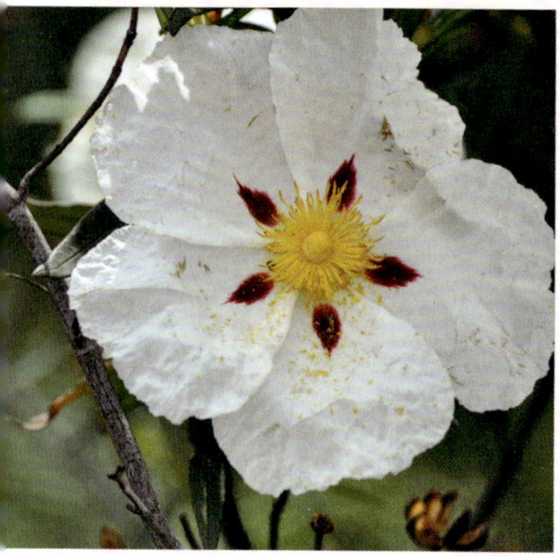

HÜTERIN DER SINNLICHKEIT

Cistrose

Cistus ladanifer

Die Cistrose, mit ihrem warmen, harzigen Duft, lädt dazu ein, die Sinne zu öffnen und sich tief verwurzelt im Moment zu fühlen. Ihre aphrodisierende Wirkung entfacht das Feuer der Leidenschaft und schenkt innere Stärke. Sie umhüllt uns mit Geborgenheit und lässt alte Verletzungen heilen, sodass wir uns mit neuer Offenheit der Liebe widmen können. In der Aromatherapie inspiriert sie zu emotionaler Tiefe, Vertrauen und einem Gefühl sinnlicher Lebendigkeit.

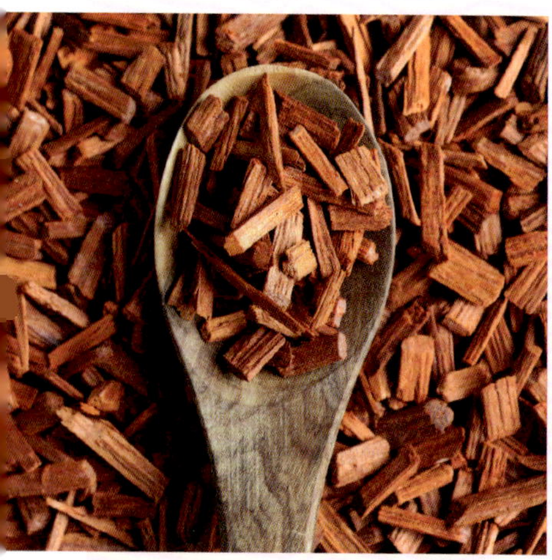

GEHEIMNISSE DES ORIENTS

Sandelholz

Santalum album

Der süße und holzige Duft von Sandelholz beschwört die Geheimnisse des Orients herauf. Es fördert das geistige und körperliche Wohlbefinden und wird in Tantra-Ritualen verwendet, um die Göttlichkeit sexueller Ekstase zu zelebrieren. Im „Kamasutra" wird die Nutzung von Sandelholzsalben und -hölzern erwähnt. Sandelholz begünstigt emotionale Offenheit und steigert die körperliche Sinnlichkeit. Es hilft, quälende Gedanken loszulassen und sich den sinnlichen Freuden hinzugeben. Sandelholzöl wird als beruhigend, sinnlich und „männlich" verführend beschrieben.

DIE KÖNIGIN DER LIEBE

Rose

Rosa damascena

Die Rose, Symbol der Liebesgöttin Venus, regt die Liebe an und heilt sie zugleich. Ihr Duft steigert die Emotionen und hilft, über vergangene Lieben hinwegzukommen, indem er schmerzliche Gefühle lindert. Rosenöl hat eine natürliche Verbindung zum Herzen und öffnet es für zärtliche Gefühle. Kleopatra nutzte Rosenblätter für ihre Liebesnächte mit Markus Antonius, und Rosenöl wird wegen seiner besonderen Verbindung zum weiblichen Fortpflanzungssystem geschätzt. Es soll auch bei Lustlosigkeit wirken. Der Duft der Rose vermittelt Geborgenheit, regt die Lust an und verlockt auf „weibliche" Weise. Wenn im Mittelalter ein Ritter seine Dame „meine Rose" nannte, wollt er damit ausdrücken, dass sie für ihn eine Freude für Augen und Herz war und eine duftende Göttin der Liebe.

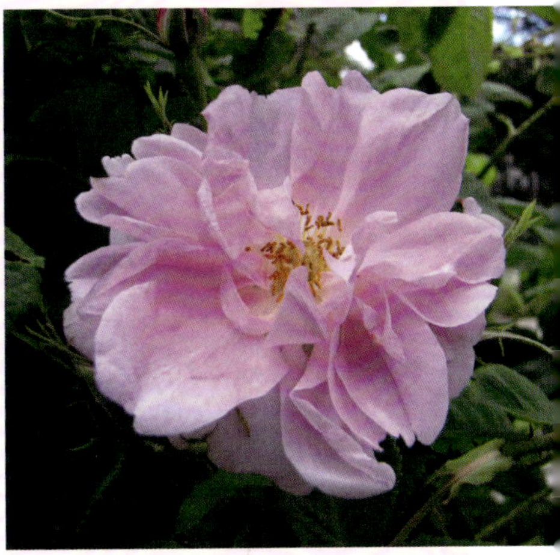

Der Duft einer Rose ist
das Herz der Romantik und
die Essenz der Liebe.
HENRI MATISSE

Solltest du erst einmal meine Duftkreationen als Parfümspray, Parfum Roll-On oder Massageöl ausprobieren wollen, findest du eine verführerische Auswahl von Liebesdüften in meinem Seelenduft-Shop (www.seelenduft.at/shop).

DAS DUFTENDE BAD – EINE SINNLICHE OASE DER LIEBE

Ein stilles Badezimmer, das von einer romantisch flackernden Kerze erhellt ist und aus deren Badewanne duftende Essenzen strömen, wird zu einem sinnlichen Zufluchtsort, in dem die Sorgen der Welt keinen Zutritt haben. Sich genüsslich in die Badewanne gleiten und vom warmen duftenden Wasser umspielen zu lassen, führt unweigerlich zu tiefer Entspannung, einem meditativen Gemütszustand und offenen Sinnen.

Wie wäre es, wenn du ein sinnliches Ritual aus deiner Körperpflege machst, indem du Aphrodites geliebtes Myrten- oder Rosenöl in das Badewasser gibst und den Düften erlaubst, deinen Körper und Geist einzuhüllen, und dabei wunderschönen, sinnlichen Gedanken nachgehst. Erinnere dich daran, was dich ausmacht. Was macht dich zu einer liebenswerten und sexy Frau? Was liebst du an dir? Was wünschst du dir von deinem Partner oder auch von dir selbst? Stell dir vor, dass du eine Göttin bist, die ganz und gar Liebe und Anbetung verdient. Ein sinnliches Bad kann dein Selbstbewusstsein immens stärken. Es kann helfen, dir deiner Bedürfnisse bewusster zu werden, sodass du sie auch deinem Partner gegenüber äußern kannst. Wenn du deinen Körper für eine Liebesnacht beleben möchtest, dann sind Rosmarin, Muskatellersalbei, Niaouli oder Zitrone die Öle deiner Wahl.

Wenn du dich auf ein besonderes Date oder eine Party vorbereiten möchtest, verwöhne dich mit den Essenzen von Weihrauch, Orange und Ylang-Ylang. Weihrauch regt die Sinne an, Orange gibt den nötigen Schwung und der süße, betörende Duft des Ylang-Ylang versetzt dich in eine sinnliche Stimmung.

Natürlich ist auch ein gemeinsames Aromabad mit deinem Partner eine wunderbare Möglichkeit, Nähe und Intimität in eure Beziehung einzuladen. Dazu wählt am besten Düfte, die ihr beide gerne mögt und die eurer gemeinsamen Intention entsprechen.

BESONDERE BADESALZREZEPTE

Die folgenden Badesalzkreationen kannst du nutzen, um die Romantik zu entfachen, zu innerer Harmonie zu kommen und um die Sinne zu beleben.

Das romantische Bad

- 2 Tropfen Jasmin
- 4 Tropfen Lavendel
- 1 Tropfen Muskatellersalbei
- 2 EL neutrales Badesalz

Das harmonisierende Bad

- 2 Tropfen Lavendel
- 2 Tropfen Bergamotte
- 2 Tropfen Neroli
- 2 Tropfen Geranie
- 2 EL neutrales Badesalz

Das belebende Bad

- 1 Tropfen Niaouli
- 2 Tropfen Rosmarin
- 2 Tropfen Muskatellersalbei
- 1 Tropfen Zitrone
- 2 EL neutrales Badesalz

Herstellung

Das Badesalz mit den Tropfen ätherischer Öle in einem kleinen Schüsselchen vermengen und in das Badewasser geben. Das Salz wirkt als Emulgator und verbindet die ätherischen Öle mit dem Badewasser. Weitere geeignete Emulgatoren sind Sahne und/oder Honig oder Speisestärke.

Aufgepasst: Pfefferminzöl sollte nicht in das Badewasser gegeben werden, da es den Körper stark auskühlt. Auch hautreizende Öle wie Zimt und Nelke haben im Badewasser nichts zu suchen.

DAS DUFTENDE SCHLAFZIMMER – DER EINTRITT IN DIE WELT DER VERFÜHRUNG

Wie wäre es, wenn du dein Schlafzimmer zu einem duftenden, sinnlich einladenden Raum umgestaltest? Mit einer sinnlichen Atmosphäre, die du für dich oder deinen Partner schaffst, kannst du zeigen, wie sehr du die schönen Dinge des Lebens schätzt. Seien es die Düfte, der Genuss, Intimität oder Leidenschaft, all dies kannst Du in dein Schlafzimmer einladen. Vielleicht magst du auch Kerzen, Blumen oder andere erotische Gegenstände oder Bilder zur Gestaltung einsetzen. Deiner Phantasie sind im Reich der Sinnlichkeit keine Grenzen gesetzt.

Auf dem Bett verstreute duftende Rosenblätter lassen dich wie eine Königin fühlen und steigern deine Verführungskünste. Genau wie Kleopatra, die es liebte, sich auf einem mit Rosenblättern bestreuten Bett mit ihrem Geliebten Marcus Antonius zu vereinen.

Als Raumduft eignen sich besonders Patchouli, Rose, Jasmin, Nelkenblüte, Sandelholz, Zimt und Kardamom, wenn es darum geht, eine exotische Atmosphäre zu schaffen und eingeschliffene Bahnen der Gewohnheit zu verlassen. Im Schlafzimmer sollte der Raumduft nur dezent eingesetzt werden. Duftlampen, Kaltdiffuser oder Stoffstreifen, die mit einem Duftwasser besprüht werden, eignen sich besonders, um eine geborgene Atmosphäre zu schaffen.

Auch duftende Bettwäsche kann die sinnliche Phantasie anregen. Dazu kannst du zum Beispiel ein kleines Duftkissen, welches du mit ätherischen Ölen wie Lavendel, Ylang-Ylang oder Neroli beträufelst, in den Kleiderschrank zwischen die Bettwäsche legen. Eine weitere Möglichkeit wäre, die Laken und Bettwäsche mit einem Duftspray zu besprühen. Rezepte für mehr Sinnlichkeit findest du auf der nächsten Seite. Wichtig ist, dass du nur solche Essenzen und Öle verwendest, die du und dein Partner gleichermaßen mögt. So könnt ihr euch für eine genussvolle Liebesnacht in Stimmung versetzen.

REZEPTE FÜR DAS SCHLAFZIMMER

Sinnliche Nacht

- 2 Tropfen Pfeffer
- 3 Tropfen Rose
- 1 Tropfen Ylang-Ylang
- 500 ml Wasser in einer Sprühflasche

Geborgenheit in Zweisamkeit

- 2 Tropfen Benzoe
- 1 Tropfen Nelke
- 3 Tropfen Jasmin sambac
- 500 ml Wasser in einer Sprühflasche

Sinnliche Träume

- 2 Tropfen Majoran
- 2 Tropfen Rosengeranie
- 1 Tropfen Neroli
- 500 ml Wasser in einer Sprühflasche

Herstellung

Gib die ätherischen Öle in eine 500-ml-Sprühflasche mit Wasser und schüttele sie gut durch. Anschließend kannst du den Duft in einem feinen Nebel auf die Laken sprühen.

Weitere Rezepte und Anwendungsideen von Aromatherapie für die Liebe findest du im ganzen Buch.

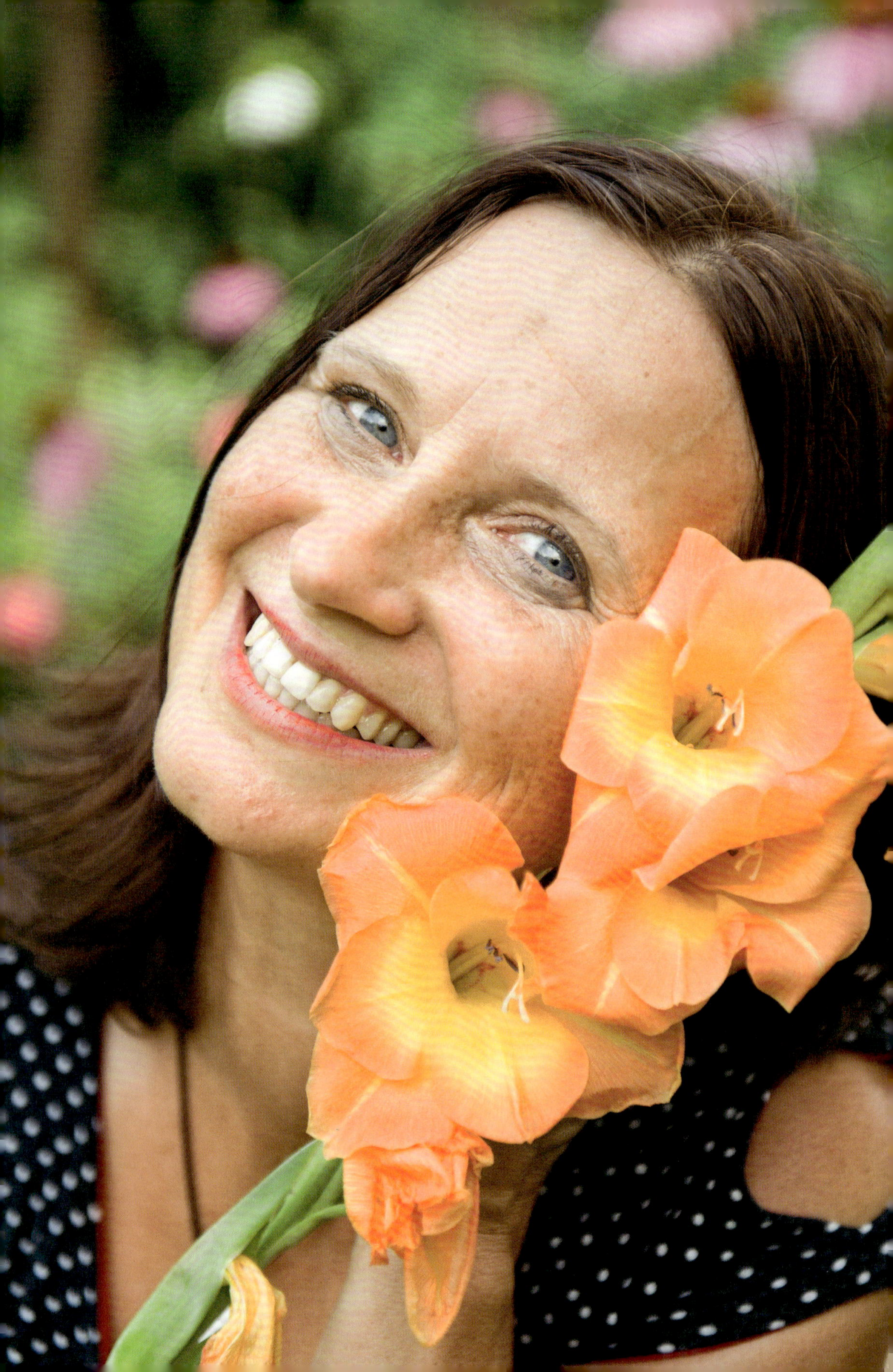

KAPITEL 2

LIEBE LEBEN – DER SCHLÜSSEL ZU EINER ERFÜLLTEN BEZIEHUNG

Beziehungen sind wie Pflanzen, die ständige Pflege und Aufmerksamkeit brauchen. Es ist wichtig, die typischen Herausforderungen zu erkennen, die das Zusammenleben manchmal schwierig machen können. Mit Geduld, Achtsamkeit und mithilfe von ätherischen Ölen können Herausforderungen gemeistert und die Liebe vertieft werden.

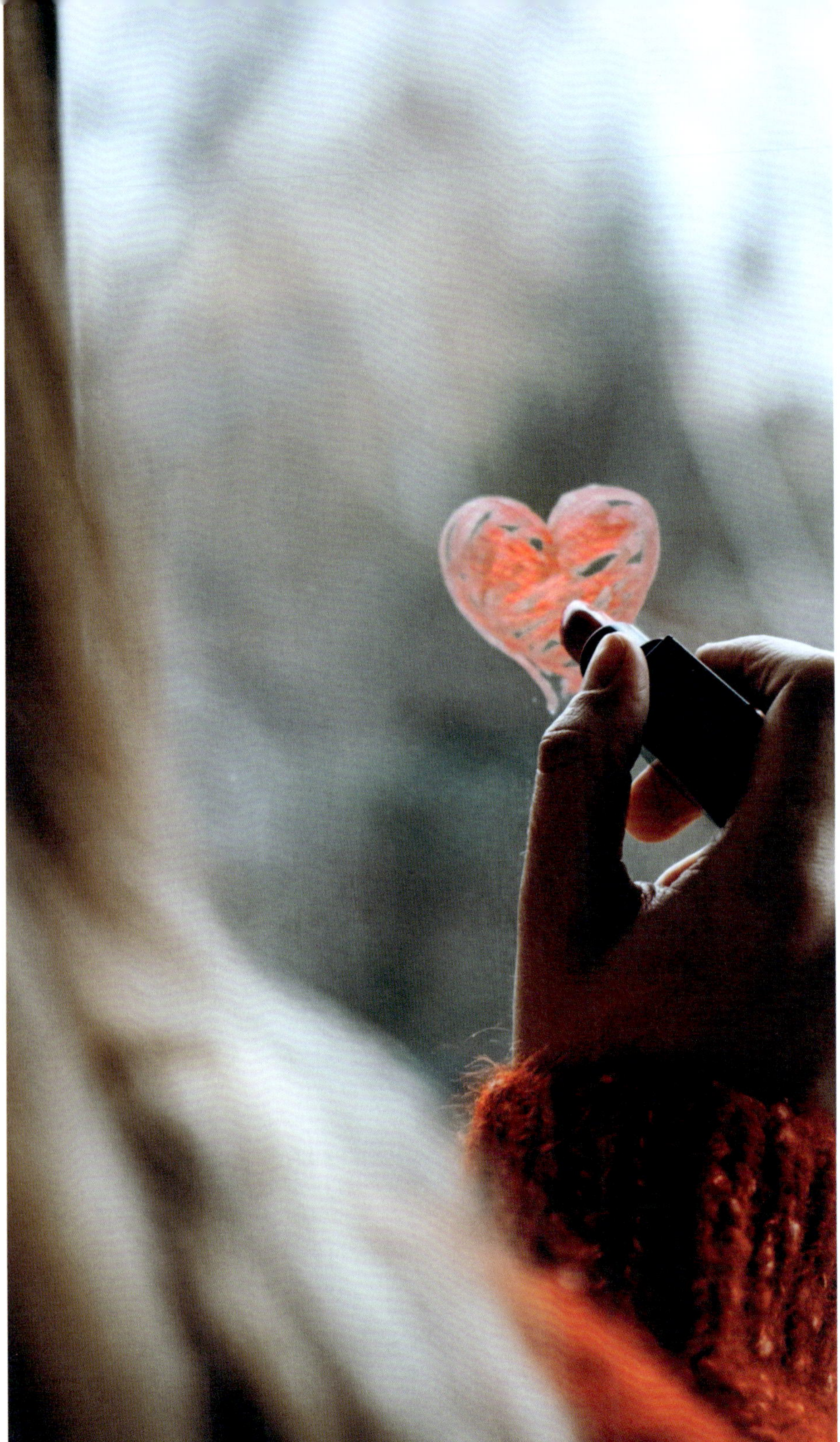

Die Hürden der Liebe

Beziehungen zu führen heißt auch, Verletzlichkeit zuzulassen und den inneren Schmerz sichtbar zu machen. Fühlen wir uns einem Menschen nahe, dann lassen wir ihn auch ganz nah an uns heran. Da kann es schon vorkommen, dass uns unser Partner im Streit genau an den empfindlichen Stellen, den sogenannten Triggern, trifft. Das „Sich wieder öffnen“ und „Darüber reden“ nach einer solchen Verletzung ist wichtig. Wenn wir in Beziehungen die Erfahrung machen, dass es uns weiterbringt, diese empfindlichen Stellen zu erkennen, und unserem Partner einen Einblick in unsere Verletzlichkeit schenken, dann ist das nächste Mal schon wieder weniger schmerzhaft und unser Herz ist ein kleines bisschen mehr geheilt. Ein Zitat von Juddu Krishnamurti fasst dies schön zusammen:

> *Jede Beziehung ist ein Spiegel, in dem der Geist sein eigenes Funktionieren erkennen kann. Im Spiegel der Beziehungen kannst du dich sehen, wie du tatsächlich bist, aber nur dann, wenn es dir gelingt, hinzuschauen, ohne zu urteilen, zu bewerten, zu verdammen oder zu rechtfertigen.*
> FREIHEIT UND WAHRES GLÜCK: MEISTERWORTE ZEITLOSER WEISHEIT, HEYNE VERLAG, 2007, S. 47

Beziehungen stehen oft vor Herausforderungen, die das Zusammenleben nicht immer einfach machen. Eine der größten Herausforderungen ist die Kommunikation. Missverständnisse und unterschiedliche Arten, wie Partner miteinander reden, können schnell zu Streit führen. Es ist wichtig, dass beide klar und offen miteinander sprechen, um die eigentlichen Bedürfnisse eines jeden zu erkennen, die das Missverständnis hervorgerufen haben. Worum geht es wirklich? Oftmals sind es sogar die gleichen Bedürfnisse, die beide Partner haben – zum Beispiel der Wunsch nach Wertschätzung –, doch der Streit dreht sich um die Hausarbeit („Meine Arbeit im Haus wird überhaupt nicht gesehen“) oder die viele Abwesenheit des Partners („Ich arbeite mich für die Familie buckelig, damit sie in einem schönen Haus leben kann“). Wie leicht so ein Streit beigelegt werden kann, wenn man sich gegenseitig die Wertschätzung gibt, nach der sich beide sehnen.

In meiner langjährigen Tätigkeit als Coach, Aromapraktikerin und Lebens- und Sozialberaterin habe ich immer wieder erlebt, was eine mangelnde Kommunikation in Beziehungen anrichten kann und wie neue Welten entstehen, wenn sich die Kommunikation in einer achtsamen und respektvollen Art und Weise verändert.

Es hat mich jedes Mal aufs Neue berührt, wenn ich erleben durfte, wie auch die ätherischen Öle das Ihre dazutaten und

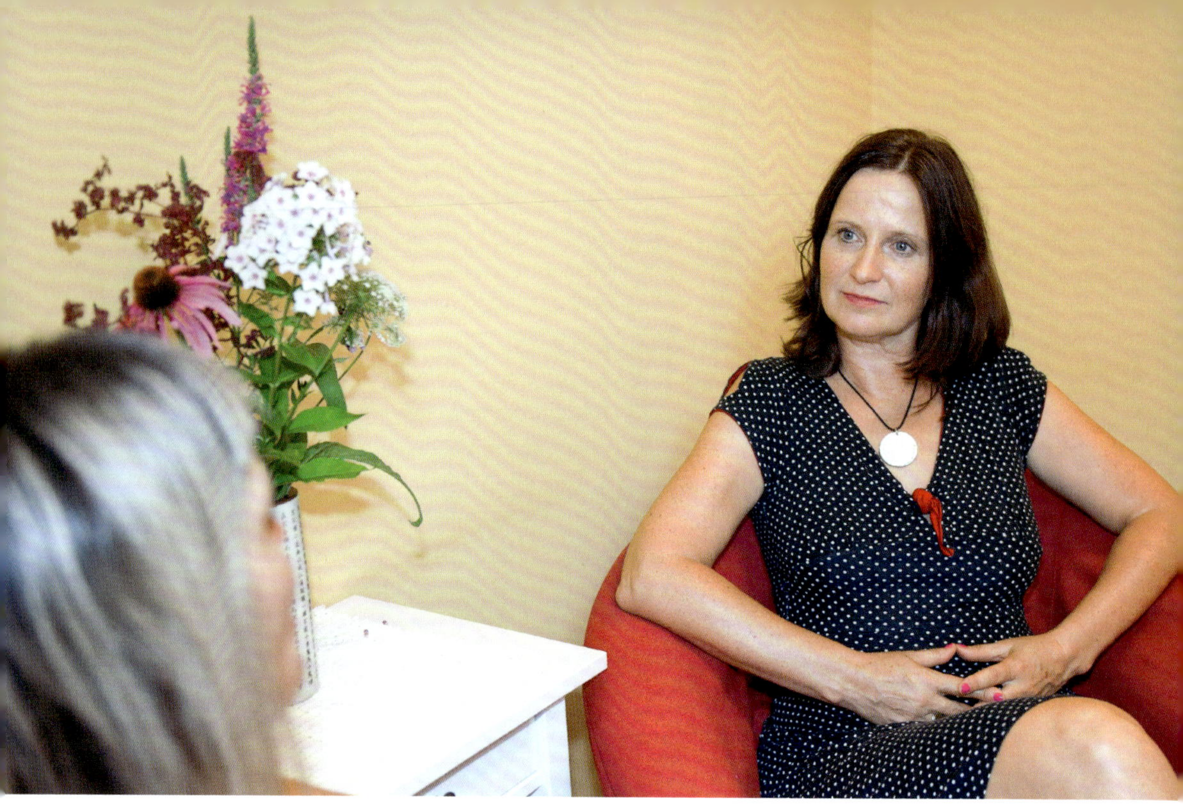

Der Wunsch nach einer erfüllten Partnerschaft ist häufig Thema in meinen SeelenduftCoachings.

Herzen öffneten, so dass die Liebe wieder fließen konnte.

Ein häufiges Thema ist auch, dass die Partner unterschiedliche Erwartungen aneinander haben. Jeder bringt seine eigenen Hoffnungen und Träume in eine Beziehung, die nicht immer mit den Vorstellungen des anderen übereinstimmen. Gute Kompromisse zu finden und manchmal eigene festgefahrene Vorstellungen loszulassen, ist extrem wichtig.
Ein anderer Punkt ist, dass mit der Zeit oft die romantische Nähe und die Anziehungskraft nachlassen können, besonders wenn man schon lange zusammen ist. Stress bei der Arbeit, Kinder oder andere familiäre Pflichten können dazu führen, dass man weniger Zeit für Zweisamkeit und Intimität hat. Da ist es ausgesprochen wichtig, sich Inseln der Zweisamkeit zu schaffen – sei es alle zwei, drei Monate ein Verwöhn-Wochenende zu zweit oder einen Abend in der Woche als Jour fixe für die Zweisamkeit.

Diese Herausforderungen zu meistern, braucht Geduld und das ständige Bemühen, die Beziehung lebendig zu halten. Wer bereit ist, bewusst seine Partnerschaft zu pflegen und zu verbessern, kann eine tiefe und bereichernde Partnerschaft genießen. Dieses Buch und die darin vorgestellten Düfte können dir wertvolle Helfer sein auf deinem Weg in eine erfüllte Partnerschaft.

Was macht eine glückliche Beziehung aus?

Ich glaube, diese Frage stellt sich der Großteil der Menschheit, und die Antwort mag für jeden etwas anders aussehen. Als ich meine Eltern, die gerade ihren 54. Hochzeitstag hatten, fragte, was ihr Geheimnis sei, sagten beide wie aus einem Mund: „Man sollte sich lieben, respektieren und achten."

Meine Eltern sind in diesen 54 Jahren vereint durch die vielen Auf und Abs des Lebens gegangen. Auch das Leben in der DDR stellte sie immer wieder vor Herausforderungen. Als Kind hatte mich gestört, dass sie so zusammengehalten haben. Wenn mir ein Elternteil etwas verboten hatte, war es vergebliche Liebesmüh, es bei dem anderen zu versuchen. Doch heute weiß ich ihren Zusammenhalt sehr zu schätzen und sehe es als einen wichtigen Aspekt, der zum Gelingen einer langjährigen Beziehung beiträgt.

Eine glückliche Beziehung zeichnet sich meines Erachtens durch klare Kommunikation und tiefes Vertrauen aus. Beide Partner schätzen sich gegenseitig und ihr tägliches Miteinander ist von Respekt und Verständnis geprägt. Sie teilen ähnliche Werte und Ziele, was ihnen hilft, gemeinsam in die gleiche Richtung zu schauen.

Es ist auch wichtig, dass beide Partner sich persönlich weiterentwickeln können, ohne dass sich der andere dabei vernachlässigt fühlt. Jeder sollte Raum für sein eigenes Wachstum haben. Je mehr Liebe das ICH bekommt, desto stärker wird die Liebe für das WIR.

Der Umgang mit Konflikten bedeutet in einer erfüllten Beziehung, dass wir uns bewusst Zeit nehmen, um einander zuzuhören und unsere Gefühle offen zu teilen. Es geht darum, Meinungsverschiedenheiten mit Respekt und Geduld zu begegnen und gemeinsam nach Lösungen zu suchen, die für beide Seiten annehmbar sind. Indem wir Konflikte als Chancen für Wachstum und tieferes Verständnis begreifen, stärken wir die Verbindung zueinander und fördern ein Klima der Liebe und des Vertrauens.

> *Liebe besteht nicht darin, dass man einander anschaut, sondern dass man gemeinsam in dieselbe Richtung blickt.*
> ANTOINE DE SAINT-EXUPÉRY, SCHRIFTSTELLER (1900–1944)

Wie sagt man so schön? Humor ist der beste Schwimmring des Lebens. Wenn wir gemeinsam über unsere Eigenarten lachen können und auch die Herausforderungen des Lebens mit einer Portion Humor sehen können, erleichtert das sowohl das Leben als auch die Beziehung.

Regelmäßige körperliche Nähe und tiefe emotionale Verbindungen nähren das Herz

und festigen unsere Bindung, sodass wir uns wirklich zugehörig fühlen. In einer solchen Beziehung erleben wir Unterstützung und Sicherheit, getragen von einem starken Fundament des Vertrauens.
Wenn du diese Merkmale in deiner Beziehung wiederfindest, kannst du davon ausgehen, dass sie auf einem gesunden Fundament steht. Solche Beziehungen bieten eine wertvolle Basis für persönliches Wachstum und gegenseitiges Glück.

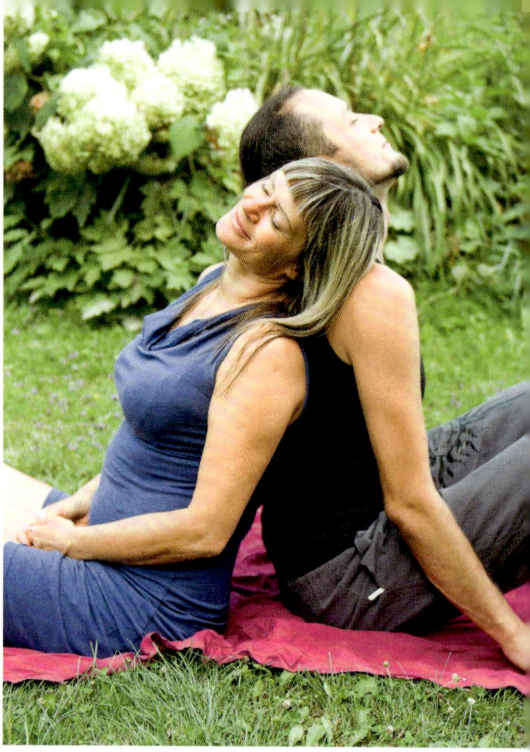

Rücken an Rücken – Vertrauen und Nähe als Fundament einer starken Bindung.

PARFÜMREZEPT: DER DUFT DER VERBUNDENHEIT, EAU DE TOILETTE IM 25-ML-SPRÜHFLAKON

Kopfnote:

- 6 Tropfen Neroli
- 13 Tropfen Bergamotte
- 5 Tropfen Blutorange

Herznote:

- 10 Tropfen Rose bulgarisch 10 %ig in Weingeist
- 6 Tropfen Rosengeranie

Basisnote:

- 3 Tropfen Myrrhe
- 3 Tropfen Atlas-Zeder
- 2 Tropfen Patchouli

Herstellung:

48 Tropfen (ca. 2 ml) mit 8 ml Bioweingeist (96 %) und 15 ml Rosenhydrolat vermischen und in einen 25-ml-Zerstäuberflakon füllen. Vor Gebrauch gut schütteln.

Die fünf Entwicklungsphasen einer Beziehung

Jede Beziehung durchläuft fünf Phasen – die Verliebtheitsphase, die Kennenlernphase, die Krisen- und Konfliktphase, die Stabilisierungsphase und die Verbindlichkeitsphase.
Es ist entscheidend zu erkennen, in welcher Phase sich deine Beziehung gerade befindet, da jede Phase ihre eigenen Herausforderungen und Möglichkeiten mit sich bringt.
Mit diesem Bewusstsein kannst du besser auf die Bedürfnisse eurer Partnerschaft eingehen, Missverständnisse vermeiden und gezielt daran arbeiten, eure Beziehung zu stärken. Jede Phase ist ein wertvoller Schritt auf dem Weg zu einer tiefen, erfüllten und stabilen Partnerschaft.

1. PHASE: VERLIEBTHEIT

In der Verliebtheitsphase fühlen sich beide Partner stark zueinander hingezogen. Es ist eine Zeit intensiver Gefühle, in der alles aufregend und neu ist. Die Hormone spielen verrückt, und es gibt viele romantische Gesten, gemeinsame Erlebnisse und jede Menge aufregenden Sex. Diese Phase ist geprägt von Euphorie und dem Wunsch, möglichst viel Zeit miteinander zu verbringen. Kleine Fehler und Unstimmigkeiten werden oft übersehen, da die positiven Gefühle überwiegen. Diese Phase kann einige Monate bis hin zu zwei Jahre dauern.

Duftempfehlungen für die **Verliebtheitsphase (I):**

- Rosenöl: Fördert tiefe Liebe und Romantik.
- Jasminöl: Steigert die Sinnlichkeit und das Gefühl der Hingabe.
- Ylang-Ylang: Erhöht die sexuelle Anziehungskraft.

2. PHASE: KENNENLERNEN

In der Kennenlernphase beginnt sich die anfängliche Euphorie der Verliebtheit zu normalisieren. Die Partner lernen sich tiefer kennen, entdecken Gemeinsamkeiten und Unterschiede. Diese Phase ist geprägt von ehrlichen Gesprächen, gemeinsamen Erlebnissen und dem Aufbau von Vertrauen. Man erfährt mehr über die Gewohnheiten, Vorlieben und Eigenheiten des anderen. Es ist eine Zeit des Wachstums und der vertieften Verbindung, in der das Paar lernt, miteinander zu kommunizieren und sich aufeinander einzustellen.

Duftempfehlungen für die **Kennenlernphase (2):**

- Lavendel: Unterstützt ehrliche Kommunikation.
- Bergamotte: Hebt die Stimmung und fördert eine positive Atmosphäre.
- Sandelholz: Schafft eine beruhigende und erdende Umgebung, die tiefere Gespräche unterstützt.

3. Phase: Krisen und Konflikte

In der Krisen- und Konfliktphase treten Unterschiede und Unstimmigkeiten stärker hervor. Es kann zu Auseinandersetzungen und Missverständnissen kommen. Diese Phase ist eine Herausforderung für jede Beziehung, da sie oft die erste große Bewährungsprobe darstellt. Die Partner müssen lernen, konstruktiv mit Konflikten umzugehen, ihre Gefühle offen auszudrücken und Lösungen zu finden. Diese Phase bietet die Möglichkeit, als Paar zu wachsen und die Beziehung zu festigen, indem man gemeinsam Hindernisse überwindet.

4. Phase: Stabilisierung

In der Stabilisierungsphase hat das Paar gelernt, mit Konflikten umzugehen und eine tiefere Verbindung aufgebaut. Die Beziehung wird stabiler und beständiger. Die Partner fühlen sich sicherer miteinander und können auf einer soliden Basis aufbauen. Es ist eine Zeit der Ruhe und des Friedens, in der man die gemeinsame Zeit genießt und sich gegenseitig unterstützt. Die Beziehung wird tiefer und be-

Duftempfehlungen für die **Krisen- und Konfliktphase (3):**

- Deutsche Kamille: Wirkt beruhigend und hilft, Spannungen abzubauen.
- Vetiver: Fördert emotionale Stabilität und Erdung.
- Rosengeranie: Unterstützt bei der Harmonisierung von Emotionen und fördert Verständnis.

Duftempfehlungen für die **Stabilisierungsphase (4):**

- Atlas-Zeder: Fördert ein Gefühl der Sicherheit und Stabilität.
- Weihrauch: Vertieft die spirituelle Verbindung und unterstützt inneren Frieden.
- Patchouli: Schafft eine warme, erdende Atmosphäre und stärkt das Vertrauen.

ständiger, und es entsteht ein Gefühl der Vertrautheit und Geborgenheit.

5. Phase: Verbindlichkeit

In der Verbindlichkeitsphase hat das Paar eine tiefe und stabile Beziehung aufgebaut. Es hat ein starkes Gefühl der Zusammengehörigkeit und der gemeinsamen Zukunft. Diese Phase ist deswegen geprägt von langfristigen Plänen, gemeinsamen Zielen und einer tiefen emotionalen Bindung. Die Partner wissen nun, dass sie sich aufeinander verlassen können, und unterstützen sich in allen Lebenslagen. Es ist die Phase der reifen, bedingungslosen Liebe, in der das Paar gemeinsam wächst und sich weiterentwickelt.

In langjährigen Beziehungen können sich die Phasen wiederholen, sodass Paare erneut die Verliebtheitsphase erleben können. Diese Wiederholung kann durch bewusste Bemühungen, wie gemeinsame neue Erlebnisse, regelmäßige „Date Nights“ oder das Entdecken neuer Seiten am Partner, gefördert werden. Auch bedeutende Lebensereignisse, wie der Auszug der Kinder, berufliche Veränderungen oder gemeinsame Reisen, können das Gefühl der Verliebtheit neu entfachen. Diese zyklischen Erlebnisse beleben die Beziehung und erinnern daran, warum man sich ursprünglich ineinander verliebt hat.

Duftempfehlungen für die **Verbindlichkeitsphase (5):**

- Myrrhe: Stärkt die Bindung und vertieft die spirituelle Verbindung.
- Neroli: Fördert emotionales Gleichgewicht und unterstützt langfristige Bindungen.
- Sandelholz: Schafft eine tiefe, beruhigende Atmosphäre und unterstützt die beständige Liebe.

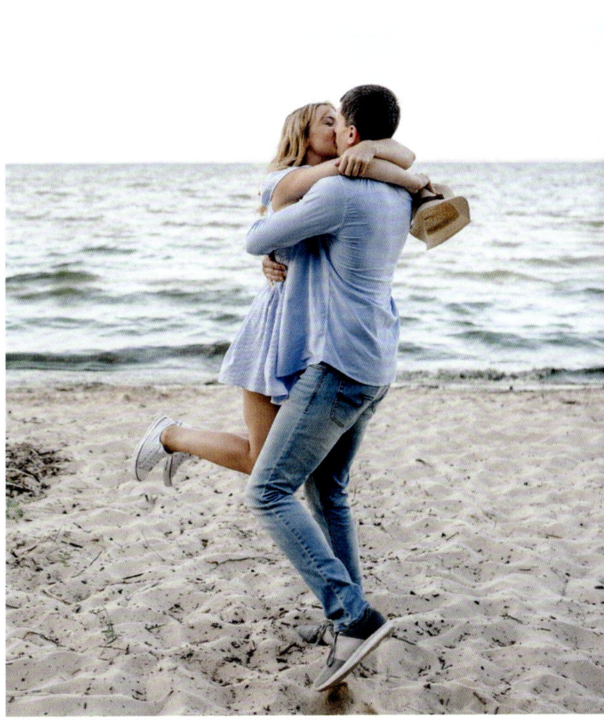

Zusammengehörigkeit spüren und das Leben in vollen Zügen genießen.

Mit sich im Reinen: Selbstliebe als Basis für Beziehungsglück

Erich Fromm schrieb in seinem Buch *Die Kunst des Liebens*, Ullstein Verlag, 2005, dass wahre Liebe zu anderen mit der Liebe zu uns selbst beginnt. Er betonte, dass Achtung vor unserer eigenen Ganzheit und Einzigartigkeit, Liebe und Verständnis für unser eigenes Selbst tief mit der Liebe zu anderen Menschen verwoben sind. Diese Selbstliebe ist essenziell, denn nur wenn wir uns reich an Liebe fühlen, können wir sie großzügig teilen.

In Zeiten, in denen wir uns müde oder niedergeschlagen fühlen, ist es schwierig, anderen etwas zu geben. Daher ist es so wichtig, dass wir zuerst auf uns selbst achten.

Ätherische Öle können hierbei eine wertvolle Unterstützung sein. Sie reinigen und heilen unseren Körper und unsere Seele, richten uns auf und beleben unsere Geister. Wie ein Kelch, der erst gefüllt sein muss, bevor er überfließen kann, müssen auch wir uns selbst nähren und stärken, um in der Lage zu sein, unsere Liebe mit anderen zu teilen.

Eine gepflegte Selbstfürsorge und Selbstliebe ermöglicht es uns, tiefer und voller in unseren Beziehungen zu sein. Es lehrt uns, dass die Liebe zu uns selbst nicht egoistisch ist, sondern eine Voraussetzung dafür, echte Verbundenheit und erfüllende Partnerschaften zu erleben.

SELBSTLIEBE-MASSAGE-RITUAL MIT ÄTHERISCHEN ÖLEN

Materialien: Weiches Handtuch – Tuch ca. 30 × 50 cm – Schüssel mit warmem Wasser – 4 Tropfen ätherisches Öl: Rosen, Jasmin oder Ylang-Ylang – Trägeröl (wie Jojoba oder Mandelöl) – kleine Schüssel zum Mischen.

Herstellung des Massageöls: Gib 2 Esslöffel des Trägeröls in die Schüssel. Füge 4 Tropfen Rosenöl, Jasminöl oder Ylang-Ylang-Öl hinzu. Mische die Öle sanft mit einem Löffel oder deinem Finger.

Vorbereitung: Schaffe dir, nachdem du das Massageöl gemischt hast, eine ruhige und angenehme Atmosphäre in deinem Raum. Zünde zum Beispiel ein paar Kerzen an und spiele sanfte Musik im Hintergrund.

Einleitende Meditation: Setze dich bequem hin und schließe die Augen. Atme tief ein und aus, um deinen Geist zu beruhigen. Stell dir vor, wie warmes, goldenes Sonnenlicht langsam deinen ganzen Körper durchflutet, dir Wärme und Geborgenheit schenkt.

Reinigung: Tauche das Tuch in das warme Wasser, wringe es aus und lege es sanft auf dein Gesicht und deine Schultern. Lasse die Wärme deine Muskeln entspannen und dich auf eine Selbstmassage vorbereiten.

Herzöffnung: Nimm etwas von der Öl-Mischung auf deine Fingerspitzen und massiere sanft dein Herzchakra (die Mitte deiner Brust). Stelle dir vor, wie sich dein Herz mit jedem Atemzug öffnet und Liebe und Selbstakzeptanz hineinströmen.

Massage der Arme und Hände: Nimm mehr von der Öl-Mischung und massiere langsam deine Arme und Hände. Beginne bei den Schultern und arbeite dich bis zu den Fingerspitzen vor. Spüre, wie die Öle deine Haut nähren und deine Sinne beleben.

Massage des Bauches: Massiere deinen Bauch mit kreisenden Bewegungen im Uhrzeigersinn. Dies hilft, emotionale Spannungen zu lösen, und fördert ein Gefühl von innerer Ruhe und Balance.

Bein- und Fußmassage: Verteile die restliche Öl-Mischung auf deinen Beinen und Füßen. Beginne bei den Oberschenkeln und arbeite dich bis zu den Zehen vor. Achte darauf, jeden Bereich gründlich zu massieren, um die Durchblutung zu fördern und tiefe Entspannung zu erreichen.

Abschluss: Lege dich hin und decke dich mit dem Handtuch zu. Schließe die Augen und genieße die Nachwirkungen der Massage. Lass die Düfte von Rose, Jasmin und Ylang-Ylang ihre magische Wirkung entfalten und dich in ein Gefühl von Selbstliebe und Geborgenheit hüllen.

Reflexion: Beende das Ritual mit ein paar tiefen Atemzügen und einer kurzen Reflexion. Denke an drei Dinge, die du an dir selbst liebst, und lasse diese Gedanken in deinem Herzen widerhallen.

Was Düfte in Beziehungen bewirken können

Ätherische Öle haben die wunderbare Fähigkeit, auf natürliche Weise das Beziehungsglück zu steigern. Sie wirken sowohl auf körperlicher als auch auf emotionaler Ebene. Ätherische Öle wie Lavendel, Bergamotte und Sandelholz sind bekannt für ihre stresslindernden Eigenschaften, die helfen, Anspannungen abzubauen und eine entspannte Umgebung zu fördern. Diese entspannte Atmosphäre ist der Grundstein für ein friedliches und harmonisches Zusammenleben in Beziehungen.

Für Paare, die ihre Intimität vertiefen möchten, können sinnliche Öle wie Ylang-Ylang, Jasmin und Rosenöl die sexuelle Energie steigern und die emotionale Bindung zwischen den Partnern intensivieren. Diese Öle öffnen das Herz und die Sinne, erleichtern die Annäherung und fördern eine tiefere, emotionalere Verbindung.

> *Ein Duft kann eine Brücke bauen, über die sich Herzen finden und verstehen.*
> UNBEKANNT

Die klärenden Düfte von Pfefferminze und Zitrone unterstützen eine offene und effektive Kommunikation, die in jeder Beziehung unerlässlich ist. Sie fördern die geistige Klarheit und helfen beiden Partnern, ihre Gedanken und Gefühle klar und verständlich auszudrücken. In Momenten, in denen das emotionale Gleichgewicht besonders gefragt ist, können Öle wie Rosengeranie, Orange und Weihrauch die Stimmung heben und Gefühle von Angst oder Depression mildern. Sie schaffen eine optimistische Stimmung, die es beiden Partnern erlaubt, positiv und liebevoll miteinander umzugehen.

Nicht zu vergessen ist die Rolle, die ätherische Öle dabei spielen können, das Zuhause in einen gemütlichen Rückzugsort zu verwandeln, der die gemeinsame Zeit angenehmer macht. Und für diejenigen, die nachts Ruhe suchen, fördern Lavendel, Kamille und Vetiver einen tiefen, erholsamen Schlaf, der vitalisierend wirkt und beiden Partnern hilft, am nächsten Tag mit neuer Energie und Zuneigung füreinander zu starten.

Indem du ätherische Öle in dein Leben einlädst, bietest du dir und deinem Partner die Chance, eine liebevolle und unterstützende Atmosphäre zu schaffen, die das Fundament einer jeden glücklichen Beziehung stärkt.

SELBSTREFLEXION: FRAGEN FÜR EINE ERFÜLLTE BEZIEHUNG

Die folgenden Fragen können als Leitfaden dienen, um tiefer in das eigene Verständnis von Beziehungen einzutauchen und zu erkennen, was du selbst zu einer glücklichen und erfüllten Partnerschaft beitragen kannst. Nur wenn du verstehst, welche (unbewussten) Muster oder Motive dich lenken und dein Verhalten in deiner Beziehung steuern, kannst du deine Beziehung zu dir selbst oder zu einem anderen Menschen neu gestalten.

Nimmt dir Zeit für die Beantwortung der Fragen. Es kann sein, dass die Fragen Gefühle in dir hochbringen – lass alles zu, nimm wahr, was ist, und schreibe dann weiter. Du kannst diese Fragen auch gemeinsam mit deinem Partner beantworten.

1. Welche Erwartungen und Wünsche habe ich an meinen Partner?
2. Wie gut kann ich meine Bedürfnisse und Wünsche kommunizieren?
3. Was tue ich, um mich glücklich zu machen? Oder erwarte ich, dass mein Partner mich glücklich macht?
4. Wie gehe ich mit Konflikten um? Weiche ich aus oder stelle ich mich?
5. Welche Erfahrungen aus früheren Beziehungen beeinflussen meine Einstellung zu Liebe und Partnerschaft heute?
6. Was sind meine Stärken und Schwächen in Beziehungen?
7. Wie wichtig sind mir Eigenständigkeit und Freiheit in einer Beziehung?
8. Welche Werte muss mein Partner, so wie ich auch, vertreten?
9. Wie gut kann ich meinem Partner vertrauen?
10. Welche Rolle spielen Intimität und Sexualität für mich?
11. Wie gehe ich mit den Schwächen oder Fehlern meines Partners um?
12. Was tue ich, um eine positive und unterstützende Atmosphäre in meiner Beziehung zu fördern?
13. Bin ich bereit, mich selbst zu reflektieren und an mir zu arbeiten, um die Beziehung zu verbessern?
14. Wie gut kann ich Liebe und Zuneigung ausdrücken und empfangen?
15. Was würde ich tun, wenn ich merke, dass meine Bedürfnisse und Erwartungen in der Beziehung nicht erfüllt werden?
16. Wie stelle ich mir die Zukunft mit meinem Partner vor, und was bin ich bereit, dafür zu investieren?

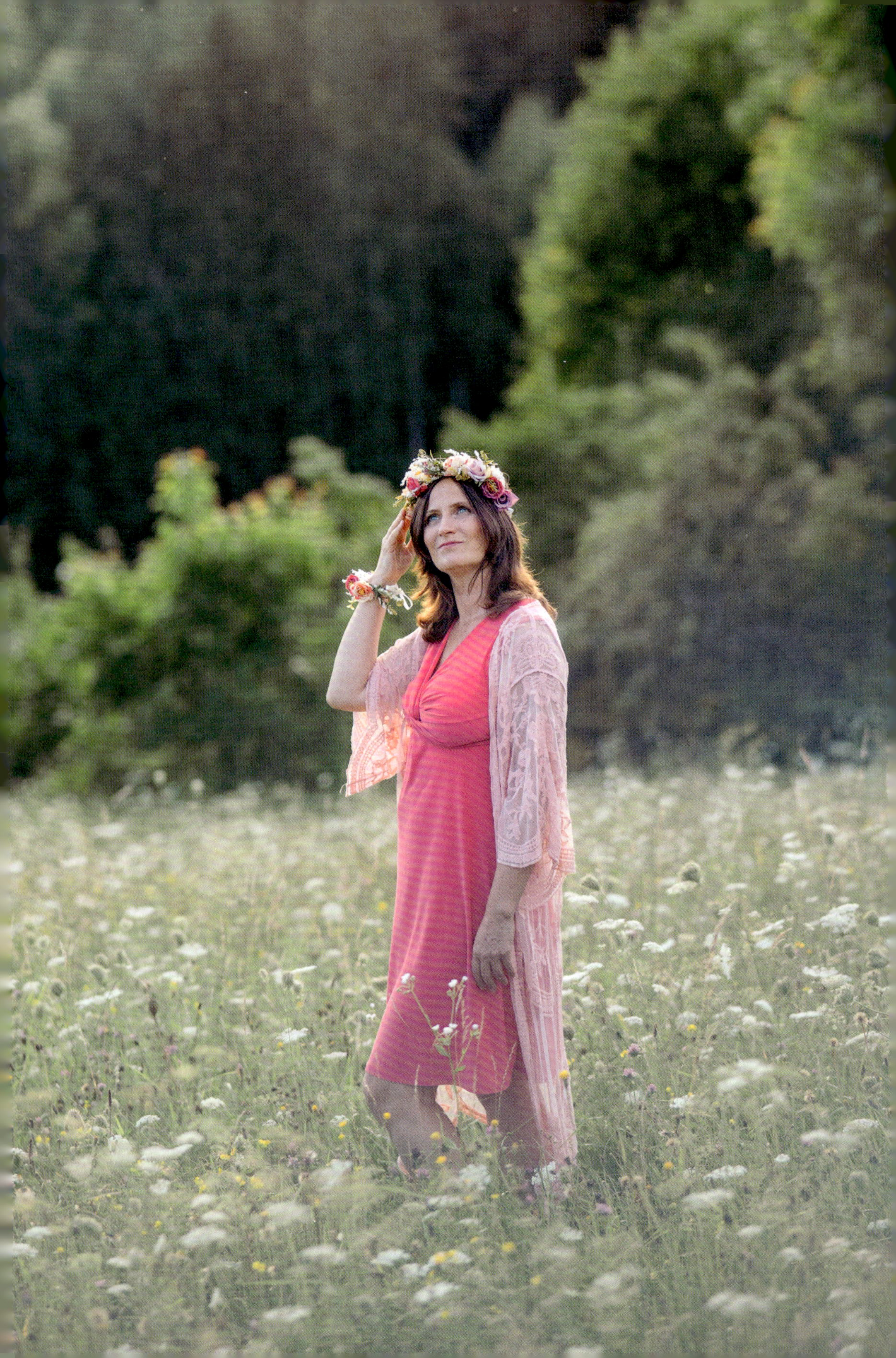

KAPITEL 3

ALS SINGLE ZU SICH SELBER FINDEN – DEN TRAUMPARTNER ANZIEHEN

Düfte stärken das Selbstvertrauen und helfen, vergangene Beziehungen loszulassen, um offen für neue Bindungen zu sein. Dieses Kapitel lädt dich zu einer emotionalen Reise ein, die die einzigartige Verbindung zwischen Düften und der Seele erforscht.

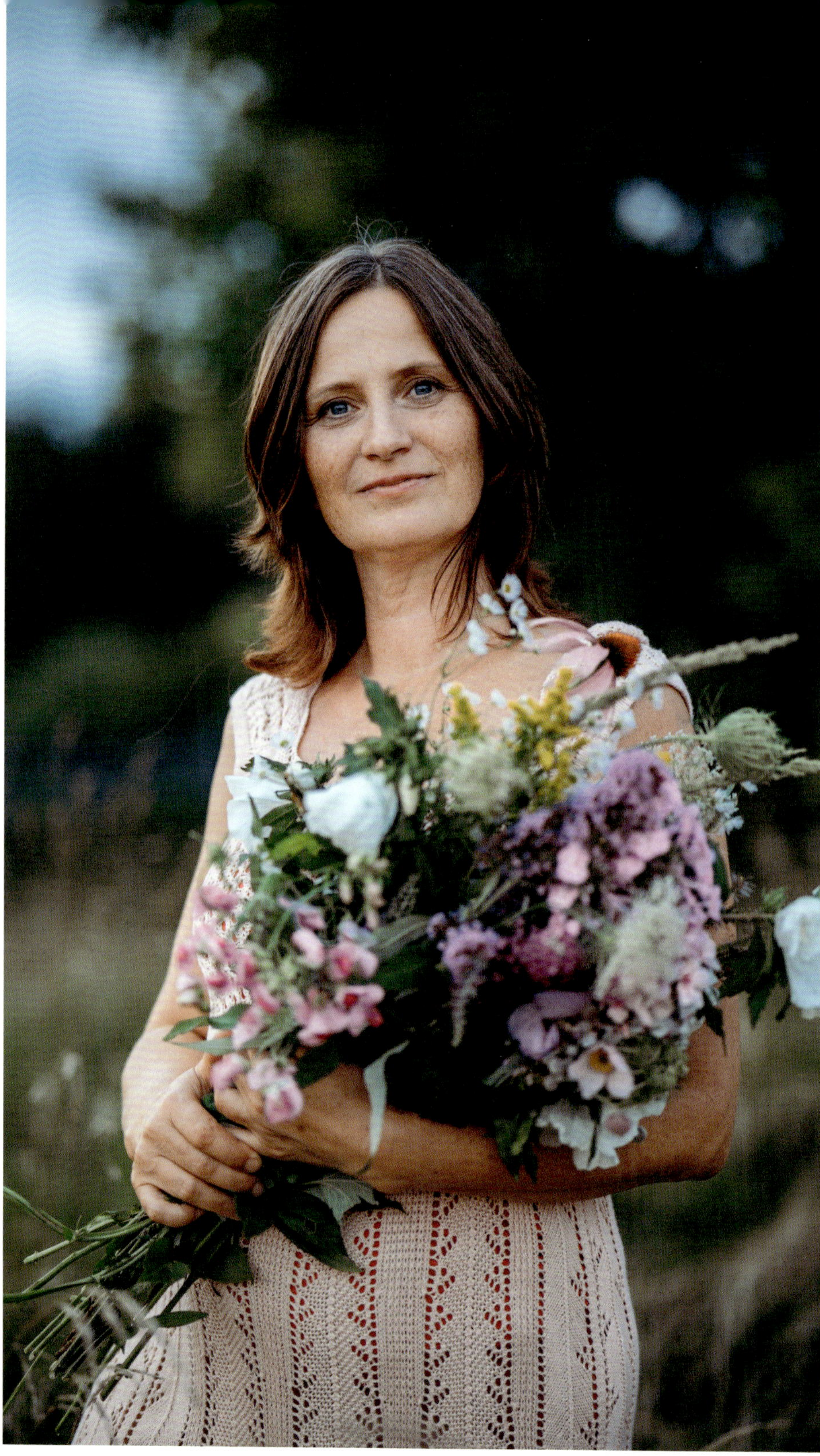

Von Sonntagen und Hochzeiten: Die Reise zur Selbstliebe im Single-Dasein

Das Single-Dasein birgt für viele von uns eine einzigartige Herausforderung. Sonntage, die einst erfüllt waren von gemeinsamen Abenteuern oder liebevollen Momenten zu zweit, werden plötzlich zu einem Spiegel unserer Einsamkeit. Hochzeitseinladungen, die uns stolz und glücklich machten, erinnern uns daran, dass wir unseren Lebenspartner noch nicht gefunden haben.

Sprüche der Eltern, die einst tröstend klangen, werden nun zu Fragen, die unsere Unsicherheit nähren: „Werde ich jemals wieder einen Mann oder eine Frau finden, der/die zu mir passt?“ Diese Gedanken hinterlassen Spuren in unserem Selbstvertrauen und lassen Zweifel aufkommen, ob mit uns etwas nicht stimmt. Zweifelnde Glaubenssätze, die sich in unseren Köpfen verankern, sind wie Schatten, die uns begleiten. „Es ist nicht gut, alleine zu sein“, flüstert eine leise Stimme. „Es ist nicht sicher, alleine zu sein“, fügt eine andere hinzu. „Es macht keinen Spaß, alleine zu sein“, behauptet eine dritte. Und schließlich der schmerzlichste Gedanke von allen: „Das Leben ist alleine weniger wert.“

Doch mitten in diesen dunklen Gedanken gibt es einen Funken Hoffnung – In der Stille des Alleinseins können wir uns selbst besser kennenlernen, unsere Interessen entdecken und unsere Träume verfolgen. Wir lernen, eigenständig zu sein, uns selbst zu schätzen und unser Leben zu gestalten.

Das Single-Dasein mag eine Herausforderung sein, aber es ist auch eine Gelegenheit zur Selbstfindung und Selbstentfaltung. Es ist ein Kapitel, das uns auf die Suche nach uns selbst schickt und uns lehrt, dass wir nicht unvollständig sind, nur weil wir alleine sind. Wir sind stark, wir sind wertvoll, und wir sind auf dem Weg, die Liebe zu finden, die zu uns passt.

Im tiefsten Herzen vieler Singles wohnt die Sehnsucht, den Brautstrauß zu fangen.

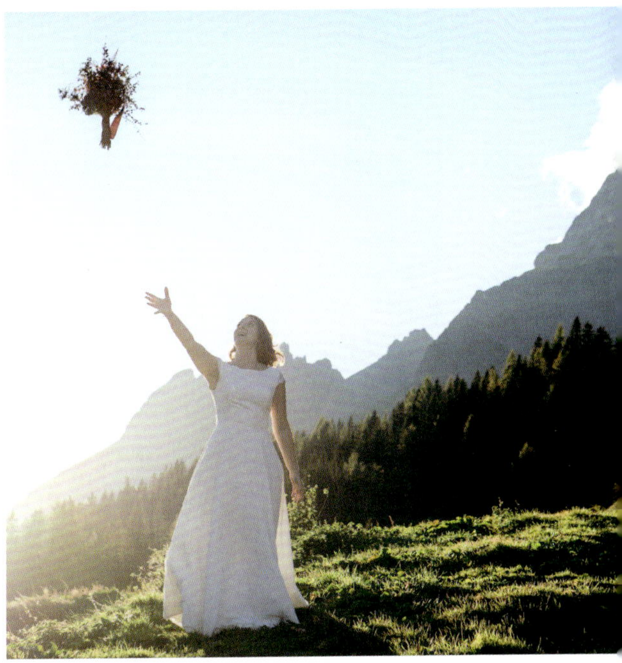

Die Hürden der Liebe: Warum Singles zögern, sich zu öffnen

Bist du bereit für die Liebe? Oder fühlst du dich doch ganz ‚sicher' als Single? Was hält Singles generell davon ab, sich auf eine erfüllte und tiefe Beziehung einzulassen?

Die Entscheidung, in die Welt der Liebe und Beziehung einzutauchen, ist nicht immer einfach. Singles zögern oft, sich auf eine Beziehung einzulassen, aus Gründen wie dem noch nicht losgelassenen Ex, einem geringen Selbstwertgefühl, der Angst vor Nähe und Verletzlichkeit und zu hohen Erwartungen. Manchmal lassen uns die Schatten der Vergangenheit noch nicht los. Erinnerungen an vergangene Trennungen oder ungelöste Gefühle können uns zögern lassen, uns erneut auf eine Beziehung einzulassen. Die Bewältigung dieser emotionalen Hürde benötigt Zeit, Selbstreflexion und liebevolle Begleiter, wie die Pflanzendüfte es sein können.

Ein geringes Selbstwertgefühl kann uns davon abhalten, uns auf eine Beziehung einzulassen. Wir zweifeln an unserer eigenen Liebenswürdigkeit und stellen unsere eigenen Qualitäten in Frage. Die Liebe zu sich selbst ist der erste Schritt zur Bereitschaft, Liebe von anderen anzunehmen.

Die Angst vor Verletzlichkeit kann zu einer regelrechten Fluchtreaktion führen, wenn sich eine Beziehung vertieft. Dies kann dazu führen, dass wir uns emotional

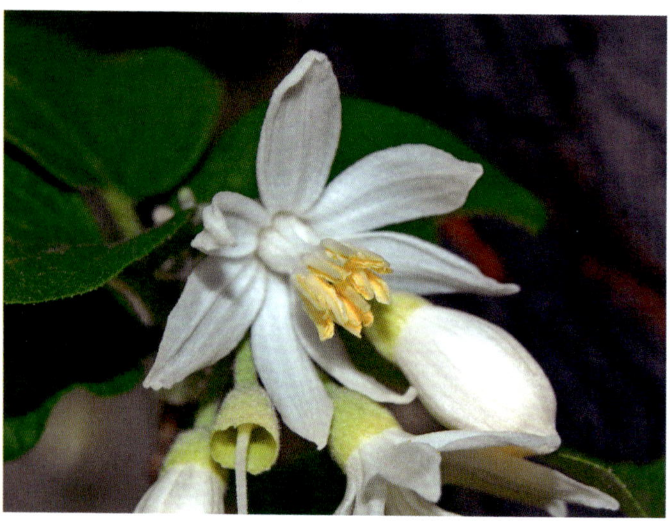

Benzoeharz wird aus Benzoebäumen (Storaxbaumgewächse) gewonnen..

SEELENTRÖSTER

Benzoe

Styrax tonkinensis

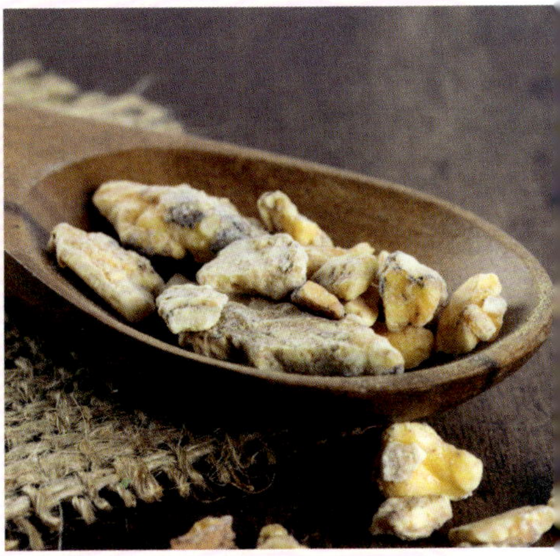

Mit ihrer balsamisch-süßen, lieblichen Duftnote erinnert uns Benzoe an Vanille und Schokolade. Sie hüllt uns sanft in Wärme und Geborgenheit, wie eine warme Decke, die unsere Seele streichelt und unsere gestressten Nerven besänftigt. Wenn deine Gefühle verletzt sind und du deine Hoffnung zu verlieren glaubst, spendet Benzoe Trost und Schutz. Sie beruhigt aufwühlende Erinnerungen und hilft, Wut und Ärger zu besänftigen. Benzoe fördert die Intuition und bietet einen Leitstern in schwierigen Lebenssituationen. Benzoe unterstützt die Meditation und das tiefe Einkehren in sich selbst. Es ist ein sanfter Begleiter auf dem Weg zu innerem Frieden und Harmonie, ein wahrer Freund in Zeiten der Not und ein Lichtstrahl in dunklen Momenten.

zurückziehen, selbst wenn wir jemanden mögen. Die Arbeit an unserer Fähigkeit, uns zu öffnen und Vertrauen zu schenken, ist entscheidend.

Eine Konsequenz aus dieser Angst kann sein, dass wir die Messlatte sehr hoch setzen.Wir suchen nach jemandem, der in jeder Hinsicht perfekt zu sein scheint. Diese unrealistischen Erwartungen können dazu führen, dass wir gute Chancen auf eine Beziehung verpassen, da wir die Vielfalt menschlicher Eigenschaften übersehen. Die Herausforderung besteht darin, diese Hindernisse zu erkennen und daran zu arbeiten, sie zu überwinden. Es ist wichtig zu verstehen, dass es keine Garantie für eine perfekte Beziehung gibt, aber die Möglichkeit, tiefe und erfüllende Verbindungen zu knüpfen, ist die Arbeit wert. Wenn wir an uns selbst arbeiten, Selbstakzeptanz kultivieren und offen für neue Erfahrungen sind, können wir die Liebe finden, nach der wir suchen. Sich in seiner Persönlichkeit zu entwickeln, bedeutet loszulassen, was nicht mehr zu uns passt, und zu stärken, was wir uns wünschen. In diesem Buch werden wir gemeinsam erkunden, wie diese Reise der

Selbstentdeckung und Liebe aussehen kann und wie die ätherischen Öle dich dabei unterstützen.

HÜRDE NR. 1 – DEN EX LOSLASSEN

Das Single-Kapitel in unserem Leben beginnt oft mit einem Abschied, einem unerwarteten Wendepunkt im Leben. So war es auch bei mir. Nach Jahren des Experimentierens mit einer Poly-Beziehung, in der mein Mann Alfred und ich versucht haben, Raum für mehr als eine Liebe zu schaffen, kam der schmerzhafte Moment der Entscheidung. Alfred wählte den Weg mit der anderen Frau. Wir hatten gehofft, dass es ein Sowohl-als-auch statt eines Entweder-oder geben könnte, aber letztendlich führte uns unser Weg doch auseinander. Diese Trennung war nicht nur das Ende einer mir sehr wichtigen Beziehung, sondern auch der Anfang einer intensiven Reise zu mir selbst. Eine ziemlich heftige Liebeskummerphase folgte, und das ist etwas, das sich auf den ganzen Körper auswirkt – Appetitlosigkeit oder die Trostsuche in Eiscreme und Schokolade sind nur einige der Begleiterscheinungen. In solchen Momenten scheint es das Einfachste zu sein, sich zu verstecken, unter der Bettdecke Zuflucht zu suchen und der Welt den Rücken zu kehren. Selbstmitleid und eine dunkle Wolke der Traurigkeit umgeben einen, während das Leben plötz-

KURZÜBUNG: LOSLASSEN IM SEELENGARTEN

Ruhe & Visualisierung:
Finde einen stillen Ort, schließe die Augen, atme tief. Visualisiere einen wunderschönen Garten, dein inneres Ich symbolisierend. Schau dich genau um: Wie sieht der Garten aus?

Baum der Liebe und Dankbarkeit:
Sieh einen Baum, der deine vergangene Liebe darstellt. Fühle, was er in dir auslöst. Gehe mit deiner Aufmerksamkeit durch deinen Körper und nimm wahr, was du spürst. Dann wähle etwas vom Baum, etwa ein Blatt. Beim Ausatmen lass das Blatt und damit auch die unangenehmen Gefühle in deinem Körper los und bedanke dich für die Lektionen dieser Zeit.

Rückkehr zum Jetzt:
Öffne die Augen, spüre Leichtigkeit und Freiheit. Ein wichtiger Schritt zur Heilung ist getan.

lich sinnlos und leer erscheint. Alfred und ich hatten so viele Pläne gemacht, sogar den Bund fürs Leben geschlossen, in der Hoffnung, gemeinsam alt zu werden. Aber das Leben hatte andere Pläne für uns.

In diesem Kapitel möchte ich die Strategien, Wege und Weggefährten mit dir teilen, die mir geholfen haben, aus der Dunkelheit zu finden, Alfred loszulassen und mich neu zu entdecken. Es ist eine Reise, die Mut erfordert und den Willen, sich den eigenen Ängsten und Hoffnungen zu stellen. Lass uns gemeinsam diesen Weg gehen, um zu erkennen, dass das Ende einer Beziehung nicht das Ende unserer eigenen Geschichte ist, sondern der Beginn eines neuen, selbstbestimmten Kapitels.

Acht hilfreiche Strategien für das Loslassen

Loslassen ist ein Prozess, der Geduld, Zeit und Selbstfürsorge erfordert. Das Ende einer Beziehung hinterlässt oft ein Gefühl der Leere und des Verlusts.

> *Wie kannst du los-lassen, was du gar nicht zu-gelassen hast.*
> ROLAND SPRUNG, HEILER, SEMINAR- UND WORKSHOPLEITER AUS BERLIN

Hier sind einige Wege, die dir helfen können, deinen Ex-Partner loszulassen und wieder zu dir selbst zu finden:

1. **Akzeptanz der Gefühle:** Erlaube dir, Trauer, Wut oder Enttäuschung zu fühlen. Diese Emotionen sind ein natürlicher Teil des Heilungsprozesses. Es ist wichtig, sie anzuerkennen, statt sie zu unterdrücken.
2. **Selbstreflexion:** Nutze diese Zeit, um über die Beziehung nachzudenken. Was hast du daraus gelernt? Was möchtest du in zukünftigen Beziehungen anders machen? Diese Reflexion kann helfen, einen Abschluss zu finden.
3. **Aufbau eines unterstützenden Umfelds:** Freunde und Familie können eine wichtige Stütze sein. Zögere nicht, dich ihnen anzuvertrauen und ihre Hilfe anzunehmen.
4. **Neue Routinen etablieren:** Das Ende einer Beziehung kann auch eine Chance sein, neue Gewohnheiten zu entwickeln und neue Wege für das eigene Leben zu entdecken. Vielleicht möchtest du ein neues Hobby ausprobieren oder dich mehr auf deinen Beruf konzentrieren.
5. **Selbstfürsorge praktizieren:** Achte auf deine Bedürfnisse und verwöhne dich selbst. Ob es nun regelmäßige Spaziergänge in der Natur, ein entspannendes Bad oder die Teilnahme an einem Yoga- oder Parfüm-Kurs sind – finde heraus, was dir guttut.
6. **Professionelle Hilfe in Anspruch nehmen:** Manchmal kann es hilfreich sein, mit einem Coach oder Therapeuten über die Gefühle und Herausforderungen zu sprechen.
7. **Zukunftspläne schmieden:** Konzentriere dich auf deine Ziele und Träume. Das Planen für die Zukunft kann helfen, positive Energie und Hoffnung zu wecken.

DIFFUSERREZEPT: LIEBESKUMMER

Das folgende Diffuserrezept kann dir dabei helfen, belastende Gefühle in dir zu erspüren und loszulassen. Lass dich von dem Duft umarmen und trösten.

- 2 Tropfen Grapefruit
- 2 Tropfen Bergamotte
- 2 Tropfen Rosengeranie
- 1 Tropfen Cistrose

Herstellung:

Die im Rezept genannten ätherischen Öle in eine Duftlampe oder einen Aromavernebler (Diffuser) tropfen.

LOSLASSEN IN LIEBE: EINE MEDITATIVE HEILUNGSREISE

Diese Meditation kann dir helfen, dich emotional von einer vergangenen Liebesbeziehung zu lösen und mit einem Gefühl der Hoffnung und Zuversicht in die Zukunft zu blicken.

Vorbereitung der Meditation:

- Suche dir einen Ort, an dem du für einige Minuten ungestört sein kannst.
- Bevor du dich in die Meditation begibst, wähle ein ätherisches Öl, das dich beim Loslassen unterstützt. Ob es Benzoe, Bergamotte, Cistrose, Grapefruit, Immortelle, Neroli, Orange, Jasmin, Rose oder Rosengeranie ist, folge deinem Gefühl bzw. schau, was du zu Hause hast. Gib 4–6 Tropfen in eine Duftlampe oder einen Diffuser oder einen Tropfen auf ein Taschentuch oder Duftstreifen. Der Duft wird dich sanft durch die Meditation führen.

8. **Dankbarkeit üben:** Versuche, dich auf die positiven Aspekte deines Lebens zu konzentrieren. Das Üben von Dankbarkeit kann deine Perspektive ändern und dich daran erinnern, dass es noch viel im Leben gibt, für das es sich zu leben lohnt.

Das Loslassen eines Ex-Partners ist ein individueller Prozess, der Zeit braucht. Sei geduldig mit dir und erlaube dir, in deinem eigenen Tempo zu heilen.

Herzheilung durch Düfte: Den Ex loslassen lernen

Wenn es darum geht, eine vergangene Liebe loszulassen und sich für neue Beziehungen zu öffnen, können bestimmte Düfte eine wichtige Rolle spielen. Sie können dich liebevoll auf dem Weg der emotionalen Heilung und der Selbstfindung unterstützen. Jeder dieser Düfte trägt eine Botschaft der Heilung und Hoffnung, dass Altes logelassen werden kann und dein Herz sich für neue Liebe öffnen wird.

DÜFTE, DIE BEIM LOSLASSEN HELFEN

Benzoe *Styrax tonkinensis*	hüllt dich in einen Mantel der Wärme und Geborgenheit. Er spendet Trost, wenn deine Gefühle verletzt sind und du deine Hoffnung verloren glaubst.
Bergamotte *Citrus bergamia*	bringt Licht in dunkle Zeiten und zeigt dir, dass es trotz aller Traurigkeit Schönes in deinem Leben gibt. Sie leitet dich in die Tiefen deiner Seele, damit du den dort verborgenen Schmerz aufarbeiten kannst.
Cistrose *Cistus ladaniferus*	stärkt das Selbstvertrauen und hilft, über den Verlust einer Liebesbeziehung hinwegzukommen.
Grapefruit *Citrus paradisi*	gibt Zuversicht und Lebensmut. Sie zeigt dir, wie liebenswert und stark du bist.
Immortelle *Helichrysum italicum*	hilft, loslassen zu können und das Gute an der Erfahrung in Dankbarkeit anzunehmen. Sie schenkt dir tiefe Hoffnung für dein weiteres Leben.
Orange *Citrus sinensis*	beschenkt dich mit Gelassenheit und Lebensfreude. Sie erinnert dich an dein inneres Kind und lädt dich ein, ihm mit Liebe zu begegnen.
Jasmin *Jasminum grandiflorum*	hilft dir, Gefühle leichter zu äußern und dich anderen Menschen gegenüber mehr zu öffnen. Es fördert die Herzöffnung und Liebesfähigkeit.
Rose *Rosa damascena*	kann deinen bestehenden Herzschmerz sichtbar machen und dich bei der Herzheilung unterstützen.
Rosengeranie *Pelargonium graveolens*	heilt das gebrochene Herz und hilft zu vergeben, damit das Herz wieder lieben kann. Sie hilft, Verletzungen aus Liebesbeziehungen hochzubringen, anzuschauen und loszulassen.

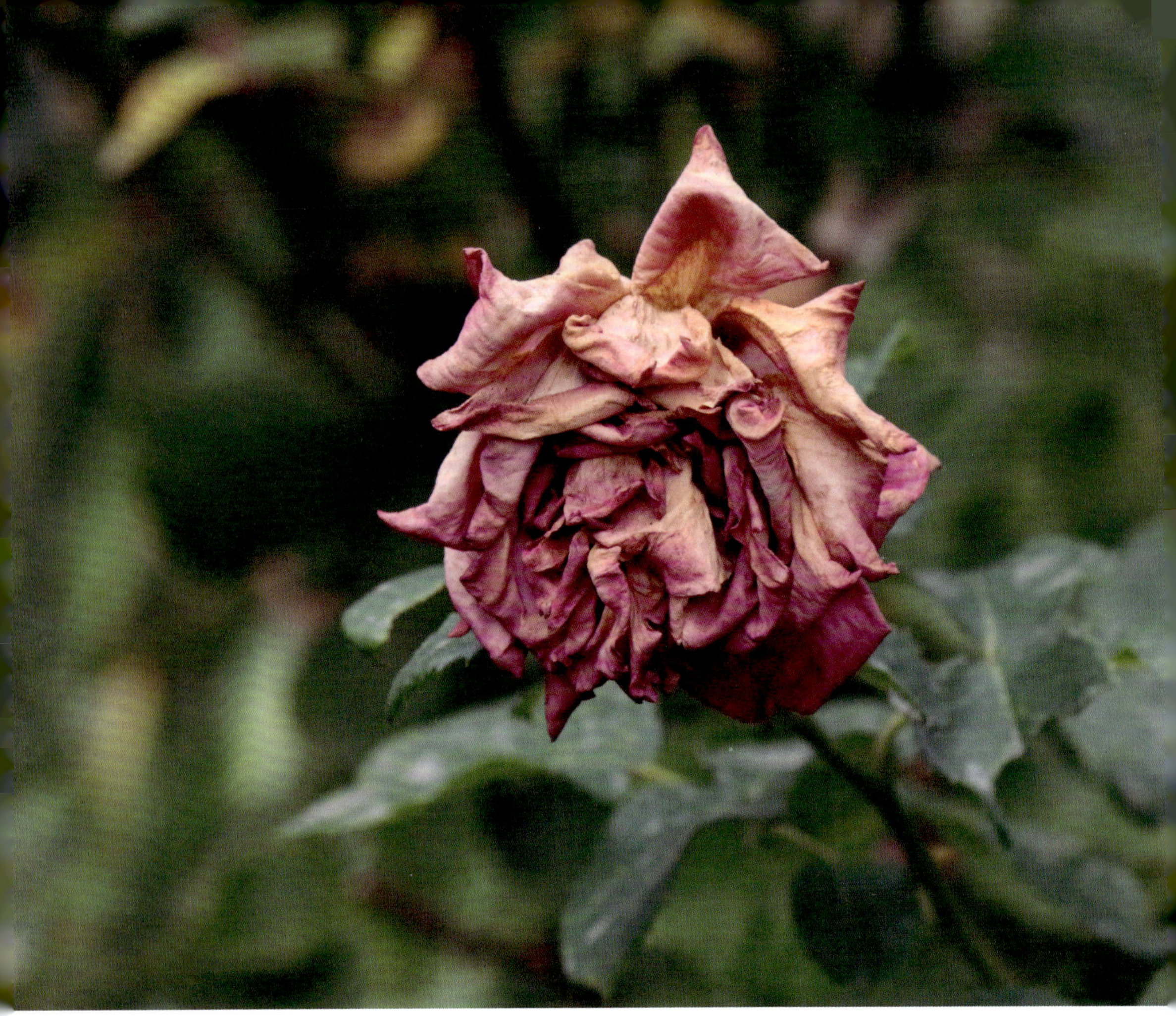

So wie die Rose ohne Wasser welkt, welkt auch der Selbstwert ohne liebevolle Selbstfürsorge.

HÜRDE NR. 2 : MANGELNDES SELBSTWERTGEFÜHL

In unserem Inneren verbergen sich oft Glaubenssätze, die unser Selbstwertgefühl untergraben: „Ich bin weniger wert, wenn nicht jemand an meiner Seite ist“, „Ich brauche jemanden, den ich bewundern kann, weil ich mich selbst als uninteressant empfinde“, „Ich bin langweilig, einfallslos, ohne Sinn“, „Ich bin nicht gut genug – ich verdiene die Liebe nicht“. Diese Sätze sind wie dunkle Schatten, die unser wahres Selbst verbergen. Oft haben wir diese schon in unserer Kindheit verinnerlicht, entweder durch eigene negative Erlebnisse und einen nur wenig wertschätzenden Umgang mit uns oder auch schon durch die einfache Beobachtung der Beziehungsdynamik unserer Eltern. So lernen wir früh, diese hemmenden Glaubenssätze bewusst oder unbewusst immer wieder „abzuspulen“. Doch es ist an der Zeit, Licht in diese Dunkelheit zu bringen und zu erkennen, dass diese Glau-

Düfte, die bei der Steigerung des Selbstwertgefühls helfen: **Atlas-Zeder** schenkt dir den Glauben an deine eigene Kraft. Sie lässt dich mutig deinen Weg gehen und macht dich frei von der Sorge, was die anderen wohl von dir denken könnten. **Bergamotte** hilft dir, deine Fähigkeiten und Talente sichtbar zu machen. Liebevoll geht sie mit dir durch die Angst, dass du dich blamieren könntest. **Grapefruit** unterstützt bei der Erkenntnis, dass du genau so richtig bist, wie du bist. **Rosmarin** verleiht Selbstvertrauen und Mut, das einzufordern, was für dich wichtig ist.

benssätze nicht die Wahrheit über uns aussagen.

Nachdem Alfred sich in Jasmine verliebt hatte, sind bei mir die vielfältigsten Glaubenssätze aufgetaucht: „Ich alleine reiche nicht", „Ich bin nicht interessant genug" und auch „Ich kann keinen Mann lange bei mir halten".

Ein mangelndes Selbstwertgefühl kann wie eine unsichtbare Barriere wirken, die uns davon abhält, uns voll und ganz auf eine Partnerschaft einzulassen. Es beeinflusst, wie wir uns selbst sehen, wie wir von anderen behandelt werden möchten und wie wir in Beziehungen agieren.

> *Man verliert niemals seine Stärke. Manchmal vergisst man nur, dass man sie hat.*
> UNBEKANNT

Wenn wir uns selbst nicht wertschätzen, neigen wir dazu, weniger in Beziehungen zu fordern, als wir verdienen. Wir könnten uns in ungesunden und kraftzehrenden Dynamiken wiederfinden, weil wir glauben, nicht mehr verdient zu haben. Oder wir ziehen uns aus Angst vor Ablehnung zurück, weil wir uns nicht für liebenswert genug halten. Dies kann zu einer Spirale führen, in der unsere Ängste und negativen Glaubenssätze bestätigt werden und unser Selbstwertgefühl weiter untergraben wird.

Wir alle sind wertvoll, interessant und liebenswert, genau so, wie wir sind. Eigentlich könnten wir ja auch alleine glücklich sein, der Partner ist ja nur das Sahnehäubchen.

Es lohnt sich, den Selbstwert zu stärken. Ein starker Selbstwert ist wie ein Leuchtturm in der Welt der Beziehungen. Er leitet uns nicht nur zu gesunden und erfüllenden Partnerschaften, sondern hilft uns auch, uns in unserer eigenen Haut wohlzufühlen. Er erinnert uns daran, dass wir es wert sind, geliebt zu werden, genau so, wie wir sind. Auf den folgenden Seiten werden wir uns damit beschäftigen, wie du deinen Selbstwert stärken und so die Grundlage für eine liebevolle und erfüllte Partnerschaft legen kannst.

SELBSTWERT-CHECK

Dieser einfache Test hilft dir, einen Blick auf dein Selbstwertgefühl zu werfen. Nimm dir einen Moment Zeit, um jede Frage aufmerksam durchzulesen, und sei dabei ehrlich zu dir selbst. Bewerte dich auf einer Skala von 1 „Trifft gar nicht zu" bis 5 „Trifft vollkommen zu". Zähle dann deine Punkte zusammen. Die Auswertung auf Basis deiner Gesamtpunktzahl gibt dir einen Hinweis darauf, wie es um dein Selbstwertgefühl steht.

Frage 1: Fühlst du dich häufig nicht gut genug im Vergleich zu anderen?
1 2 3 4 5

Frage 2: Neigst du dazu, Komplimente und positives Feedback abzulehnen oder zu hinterfragen?
1 2 3 4 5

Frage 3: Ziehst du oft negative Schlüsse über dich selbst, wenn etwas schiefgeht?
1 2 3 4 5

Frage 4: Hast du Schwierigkeiten, deine eigenen Bedürfnisse und Wünsche zu äußern?
1 2 3 4 5

Frage 5: Fällt es dir schwer, Entscheidungen zu treffen, weil du Angst vor Fehlern hast?
1 2 3 4 5

Frage 6: Setzt du deine eigenen Standards und Ziele unrealistisch hoch und bist hart zu dir selbst, wenn du sie nicht erreichst?
1 2 3 4 5

Frage 7: Fühlst du dich oft wertlos oder zweifelst an deinem Wert als Person?
1 2 3 4 5

Frage 8: Ziehst du dich in Beziehungen zurück oder vermeidest Nähe, aus Angst, verletzt oder abgelehnt zu werden?
1 2 3 4 5

Meine Gesamtpunktzahl: _______

Auswertung Punktzahl:
8–16 Punkte: Dein Selbstwertgefühl scheint recht stabil zu sein. Du hast ein gesundes Maß an Selbstakzeptanz und Selbstvertrauen.
17–24 Punkte: Du hast Bereiche, in denen dein Selbstwertgefühl gestärkt werden könnte.
25–32 Punkte: Dein Selbstwertgefühl könnte eine bedeutende Unterstützung gebrauchen.
33–40 Punkte: Es besteht ein deutlicher Bedarf, an deinem Selbstwertgefühl zu arbeiten.

Überlege, welche Schritte du unternehmen kannst, um dein Selbstwertgefühl zu stärken. Die Düfte, die in diesem Buch vorgestellt werden, können dir dabei helfen, dein Selbstbewusstsein zu steigern und dich in deinem Wachstumsprozess zu unterstützen.

Duftende Pfade zur Selbstliebe

Nachdem du mithilfe des Selbstwert-Checks einen Einblick in dein eigenes Selbstwertgefühl erhalten hast, ist es nun an der Zeit, den Fokus auf die Selbstliebe zu legen. Selbstliebe ist der natürliche nächste Schritt auf dem Weg zu einem erfüllteren Ich. Sie baut auf dem Fundament eines gesunden Selbstwertes auf und führt uns zu einer tieferen, liebevollen Beziehung mit uns selbst. Durch Selbstliebe lernen wir, uns selbst mit der gleichen Fürsorge, Akzeptanz und Wertschätzung zu begegnen, die wir auch anderen entgegenbringen würden. Selbstliebe ist die Kunst, sich selbst in all seinen Facetten anzunehmen und die eigene Schönheit nicht nur äußerlich, sondern auch in der Tiefe des Herzens zu erkennen.
Auf den folgenden Seiten entdecken wir gemeinsam, wie du durch praktische Übungen und duftende Meditationen deine Selbstliebe nähren und stärken kannst.

> *Sich selbst zu lieben ist der Beginn einer lebenslangen Romanze.*
> OSCAR WILDE

DER ZAUBER DES JASMINDUFTES – EINE DUFTREISE ZU DIR SELBST

Jasmin (Jasminum grandiflorum), mit seinem betörenden und reinen Aroma, ist eine Einladung, sich selbst zu umarmen und die eigene Schönheit zu feiern. Es hilft, Vergangenes loszulassen und Selbstvertrauen zu stärken, um selbstgesetzte Grenzen zu überwinden. Mit der liebevollen Kraft des Jasmin kannst du deine Einzigartigkeit erkennen und deine Selbstzweifel hinter dir lassen. Jasmin wirkt beruhigend auf die Seele, fördert die sinnliche Weiblichkeit, stärkt insbesondere bei Männern die emotionale Ausdrucksfähigkeit und fördert die Herzöffnung.

Tauche ein in den Zauber des Jasminsduftes, eine Duftmeditation, die dich auf eine sinnliche Reise zur tiefsten Ecke deiner Seele führt. Diese Meditation ist eine Einladung, die Verbindung zu dir selbst zu stärken und die unermessliche Schönheit deiner inneren Welt zu entdecken. Der betörende Duft des Jasmins dient dabei als Schlüssel, der die Türen zu deinem Herzen sanft öffnet und dich leitet, deine Selbstliebe zu entfalten und zu vertiefen.

Wenn du Jasminöl zur Hand hast, kannst du dir einen Tropfen auf ein Taschentuch oder einen Riechstreifen geben und während der Duftreise immer wieder an dem Duft schnuppern. Solltest du kein Jasminöl besitzen, ist das kein Hindernis für deine Reise. Du kannst diese Duftmeditation auch ganz ohne Duft durchführen oder alternativ einen Blütenduft wählen, der für dich Selbstliebe symbolisiert.

Du kannst dir die Meditation über den QR-Code herunterladen.

REZEPT: ROLL ON SELBSTLIEBE

Die ätherischen Öle Grapefruit, Jasmin, Vanille und Ho-Holz fördern gemeinsam die Selbstliebe und Wertschätzung. Grapefruit hilft bei der Akzeptanz des eigenen Körpers, Jasmin bei der Erkennung innerer Schönheit, Vanille stärkt das Selbstwertgefühl und vermittelt Geborgenheit, während Ho-Holz uns in die Mitte führt. Diese Düfte unterstützen eine tiefere Verbindung mit dir selbst.

Kopfnote:

- 5 Tropfen Grapefruit
- 4 Tropfen Vanille-Extrakt

Herznote:

- 6 Tropfen Jasmin, 5%ig in Jojoba

Basisnote:

- 3 Tropfen Ho-Holz

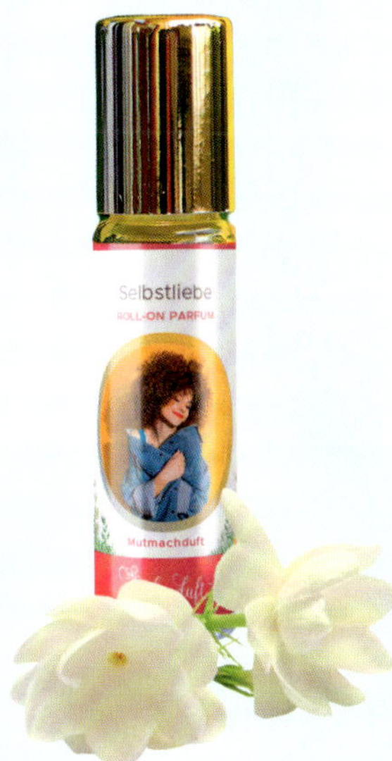

Herstellung:

Die 18 Tropfen (ca. 1 ml) mit 9 ml Jojobaöl vermischen und in einen leeren Roll-On, 10 ml füllen. Fertig ist die Selbstliebe im praktischen Roll-On für unterwegs!

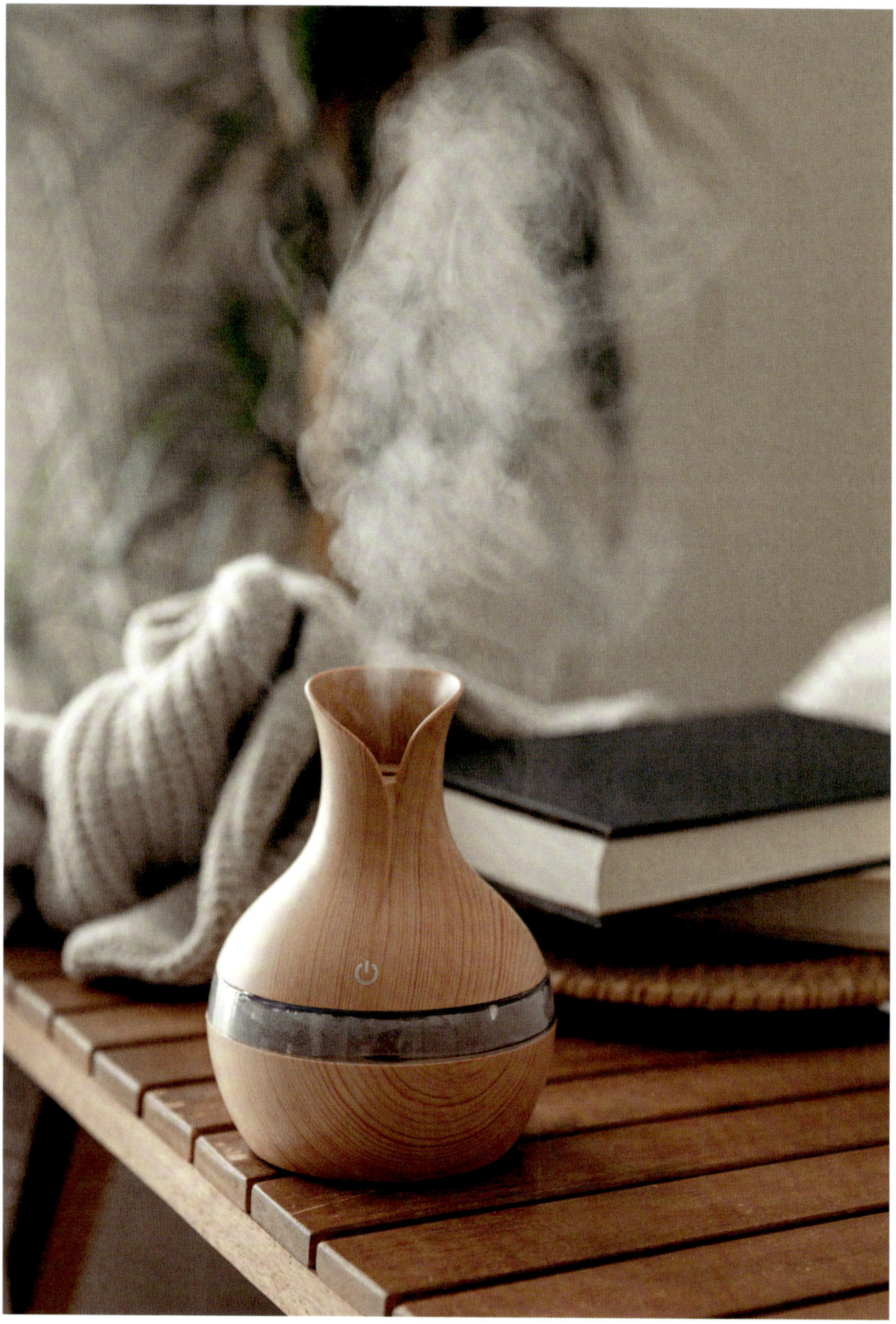

Mit Aromen, Ruhe und Reflexion den Weg aus der Bindungsangst finden.

HÜRDE NR. 3: BINDUNGSANGST

Bindungsangst ist eine unsichtbare Hürde, die echte Nähe blockiert, erkennbar an Zögern und emotionaler Distanz. Diese Angst äußert sich durch Vermeidung tiefer Bindungen, dem Wunsch nach besonders viel Freiraum und Schwierigkeiten, Gefühle zu teilen. Oft wurzelt sie in vergangenen Verletzungen, die zu einer Angst vor Nähe führen. Das Erkennen und akzeptieren dieser Muster ist der erste Schritt zur Überwindung der Bindungsangst. Es ist ein Prozess, der Mut erfordert, sich seinen Ängsten zu stellen und sich für wahre Liebe zu öffnen.

Doch woran erkennen wir diese Angst vor Nähe, die uns davon abhält, die Liebe und Verbundenheit zu erleben, nach der wir uns eigentlich sehnen?

Signale der Bindungsangst: Ein Weg zur Selbsterkenntnis

Bindungsangst zeigt sich in verschiedenen Formen und kann durch bestimmte Verhaltensweisen und Emotionen erkannt werden. Vielleicht findest du dich in dem Widerstreben wieder, langfristige Pläne zu machen, oder in der Neigung, nach Fehlern beim anderen zu suchen, sobald die Beziehung ernster wird. Oft begleitet von einem Gefühl der Unruhe oder Angst bei dem Gedanken an zu viel Nähe, manifestiert sich Bindungsangst auch durch das Bedürfnis nach übermäßigem Freiraum, das dazu dient, eine emotionale Distanz zu wahren.

Fragen, die dir helfen, Bindungsangst zu enttarnen, findest Du im Nähe-Test auf Seite 60.

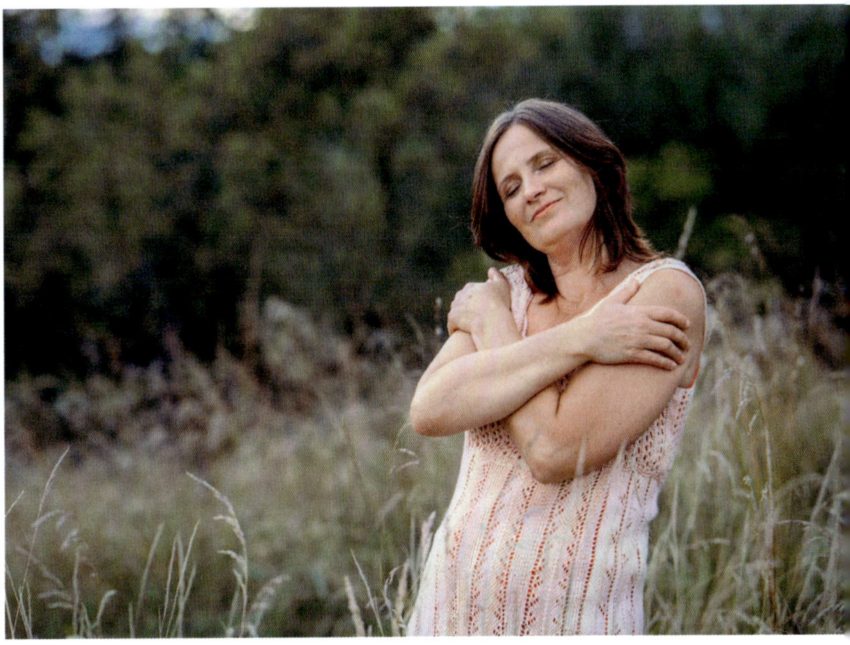

Selbstliebe ist ein entscheidender Faktor für erfüllende Beziehungen.

TEST: BIST DU BEREIT FÜR NÄHE?

Möchtest du herausfinden, ob du bereit für Nähe bist? Die folgenden Fragen helfen dir, Klarheit über deine Verhaltensweisen und Gefühle zu bekommen und so möglicherweise noch vorhandene Bindungsängste zu enttarnen:

- „Habe ich in der Vergangenheit Beziehungen vermieden oder beendet, weil sie zu intensiv wurden oder ich Angst hatte, verletzt zu werden?"
- „Fällt es mir schwer, mich emotional auf andere einzulassen, und neige ich dazu, Distanz zu wahren, wenn jemand versucht, mir nahe zu kommen?"
- „Bereitet mir der Gedanke, von jemandem abhängig zu sein oder dass jemand von mir abhängig sein könnte, Unbehagen?"
- „Finde ich es herausfordernd, über meine Gefühle zu sprechen oder meine Bedürfnisse in einer Beziehung zu äußern?"
- „Habe ich ein übermäßiges Bedürfnis nach Unabhängigkeit, das mich davon abhält, mich auf eine Partnerschaft einzulassen?"
- „Neige ich dazu, mich zurückzuziehen oder Beziehungen zu beenden, sobald Konflikte oder Schwierigkeiten auftreten?"
- „Mache ich mir Sorgen darüber, in einer Beziehung meine Identität zu verlieren oder nicht meinen eigenen Weg gehen zu können?"
- „Halte ich unbewusst Ausschau nach einem perfekten Partner und finde immer Gründe, warum jemand nicht zu mir passt?"

Diese Fragen sollen dazu dienen, das Bewusstsein für eigene Verhaltensmuster und emotionale Reaktionen zu schärfen. Die ehrliche Beantwortung kann dazu beitragen, ein tieferes Verständnis für die eigenen Ängste und Bedürfnisse in Beziehungen zu entwickeln und den ersten Schritt zur Überwindung von Bindungsangst zu machen.

BEDINGUNGSLOSE LIEBE

Rosengeranie

Pelargonium graveolens

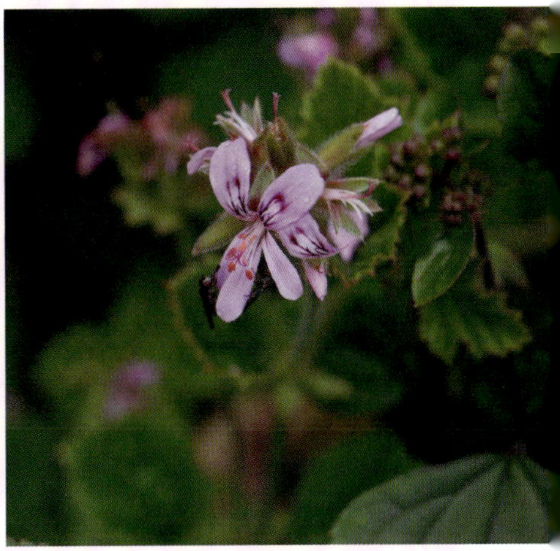

Die Rosengeranie lädt Singles ein, sich auf die Aufarbeitung alter Beziehungsmuster einzulassen und Bindungsängste zu überwinden.
Mit ihrem blumig-sanften Duft öffnet sie die Türen zu tieferen Beziehungen. Sie begleitet dich auf einer Reise der Selbstreflexion und unterstützt die Aufarbeitung von Verletzungen aus vergangenen Liebesbeziehungen. Sie hilft, sich selbst und den anderen in seiner ganzen Tiefe wahrzunehmen, und fördert das Verständnis für die Komplexität menschlicher Beziehungen.
Die hochschwingende Energie der Rosengeranie führt uns näher an den Zustand der bedingungslosen Liebe heran, in dem Liebe nicht besitzergreifend ist, sondern frei fließt und wächst.

HÜRDE NR. 4: DIE HOHE MESSLATTE

Die Vorstellung, dass unser Partner in jeder Hinsicht perfekt sein sollte, ist eine schöne, aber eher unrealistische Erwartung. Wir wünschen uns jemanden, der uns auf Händen trägt und mit dem es keine Konflikte gibt, jemanden, der uns ohne Worte versteht. Doch die Wahrheit ist, dass Liebe in der Akzeptanz des Unvollkommenen liegt. Die Erwartung, jemanden zu finden, der exakt dieselben Interessen und Zukunftsvorstellungen teilt, kann uns blind machen für die echten und tiefen Verbindungen, die sich in den Unterschieden verbergen.

Ein Beispiel: Meine Freundin Sandra war, bis sie Mitte 40 war, Single. Sandra sah toll aus und war heißbegehrt, aber kein Junge, kein Mann war ihr gut genug. An jedem fand sie etwas auszusetzen. Der eine war nicht schön genug, der andere nicht erfolgreich genug und immer war ihr die Aufmerksamkeit nicht ausreichend, die ihr derjenige schenkte. Sie wollte als Prinzessin behandelt und hofiert werden.

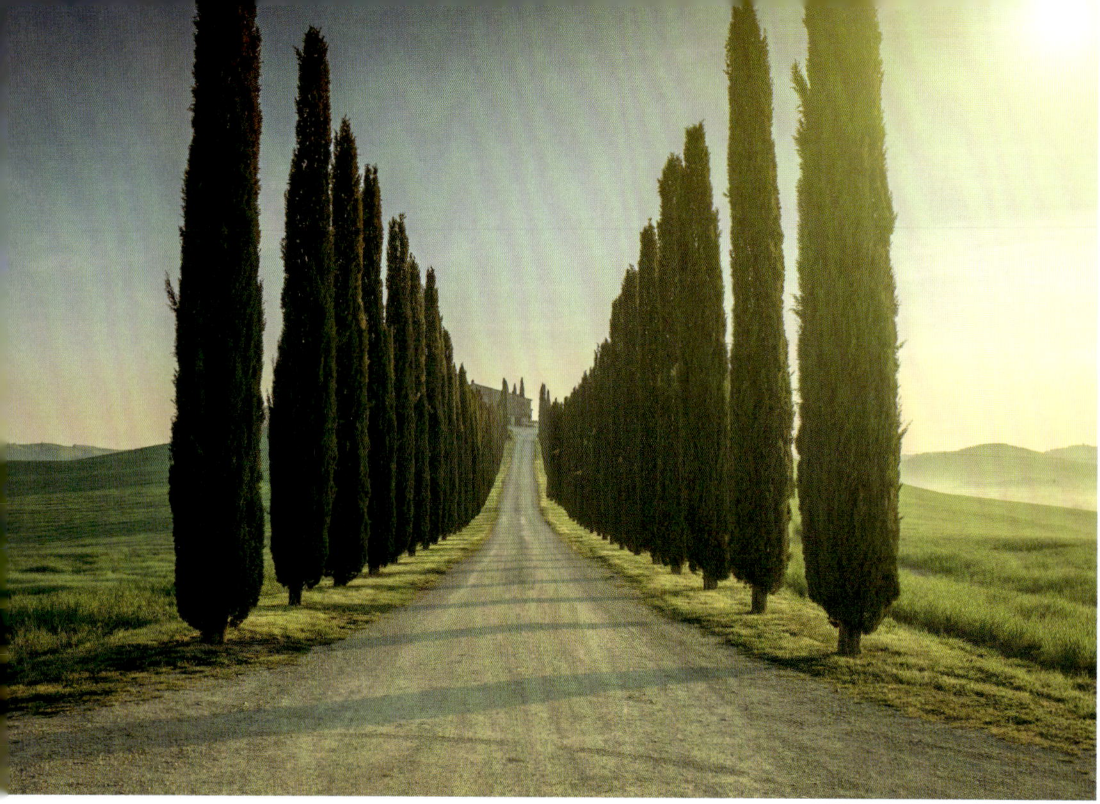

Der Weg der Zypresse führt zu innerer Wahrheit.

Was geschah dann mit Mitte 40? Sandra hatte einen starken Kinderwunsch; dieser veranlasste sie, sich mit sich selber auseinanderzusetzen und sich zu fragen, warum sie einfach keinen passenden Partner fand. Ihr wurde bewusst, dass sie ihre Messlatte viel zu hoch angelegt hatte und dass sie nie mit dem Herzen geschaut, sondern immer nur mit dem Verstand gesucht hatte. Letztendlich fand sie einen Mann, der so überhaupt nicht in ihr „Beuteschema" passte, ein tätowierter, bodenständiger Mann, mit dem sie nun schon seit über zehn Jahren eine glückliche Ehe führt. Und ja, eine Tochter haben sie auch.

Auch ich war in meinen 30ern lange Jahre Single. Ich wartete auf den perfekten Partner und wies einige Männer ab, die mir nicht spannend genug, nicht spirituell genug oder einfach nicht perfekt genug waren. Meine NLP-Lehrerin ließ mich während eines Seminars das Märchen vom König Drosselbart spielen. Da ging mir ein ganzer Kronleuchter auf.

Die Lehre aus König Drosselbart: Ein Spiegel hoher Ansprüche

Im Märchen König Drosselbart sehen wir eine junge Prinzessin, die für ihre Schönheit und ihren Stolz bekannt ist. Sie weist alle Freier ab, die um ihre Hand anhalten, da keiner ihren hohen Ansprüchen genügt. Ihr Vater, der König, beschließt, sie aus dieser Haltung herauszufordern, indem er sie zwingt, einen Bettler zu heiraten. Durch die Erfahrungen, die sie in der

Armut macht, lernt die Prinzessin Demut und erkennt den wahren Wert der Menschen um sie herum, unabhängig von ihrem äußeren Erscheinungsbild oder Stand. Am Ende offenbart sich, dass der Bettler in Wahrheit König Drosselbart ist, ein Freier, den sie zuvor abgelehnt hatte.

Die Prinzessin im Märchen musste einen Weg der Selbstentdeckung und der Demütigung gehen, um zu verstehen, dass wahre Liebe und Zufriedenheit nicht aus der Perfektion, sondern aus der tiefen menschlichen Verbindung und dem gegenseitigen Respekt entstehen. Ihre hohen Ansprüche hielten sie gefangen in einer Welt der Oberflächlichkeit und verhinderten, dass sie die Schönheit des Lebens und die Tiefe der Liebe erkannte. Lass uns aus König Drosselbart lernen, dass die Offenheit für die Unvollkommenheit und die Wertschätzung der wahren Qualitäten eines Menschen den Weg zu wahrer Liebe und Zufriedenheit ebnen. Es ist eine Erinnerung daran, dass wahre Liebe nicht perfekt ist und oft in unerwarteten Formen zu uns kommt.

LIEBE UND SELBSTENTDECKUNG

Zypresse

Cupressus Sempervirens

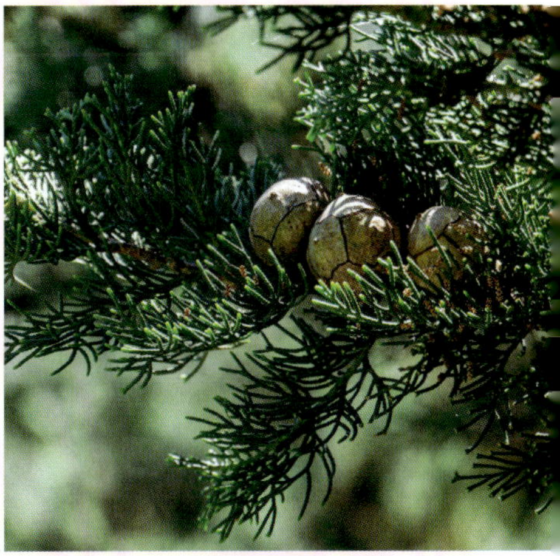

Die Zypresse, ein Baum, der Stärke und Beständigkeit symbolisiert, bietet uns ein ätherisches Öl, das uns auf eine innere Reise führt. Es hilft uns, unsere hohen Ansprüche an einen neuen Partner zu überdenken und zu erkennen, was im Herzen wirklich zählt. Dieses kraftvolle Öl trägt uns sanft, führt uns zu unserem wahren Selbst und ermutigt uns, auf die leisen Töne unseres Herzens zu hören. Es stellt uns die essenzielle Frage: „Was will ich wirklich von meinem Leben?“ und ermutigt uns, aktiv an der Gestaltung unseres Lebensweges mitzuwirken. Die Zypresse lehrt uns, die Kontrolle loszulassen und dem Fluss des Lebens zu folgen, uns dem zu öffnen, was wirklich wichtig ist, und so unseren Weg zu wahrer Liebe und Erfüllung zu finden.

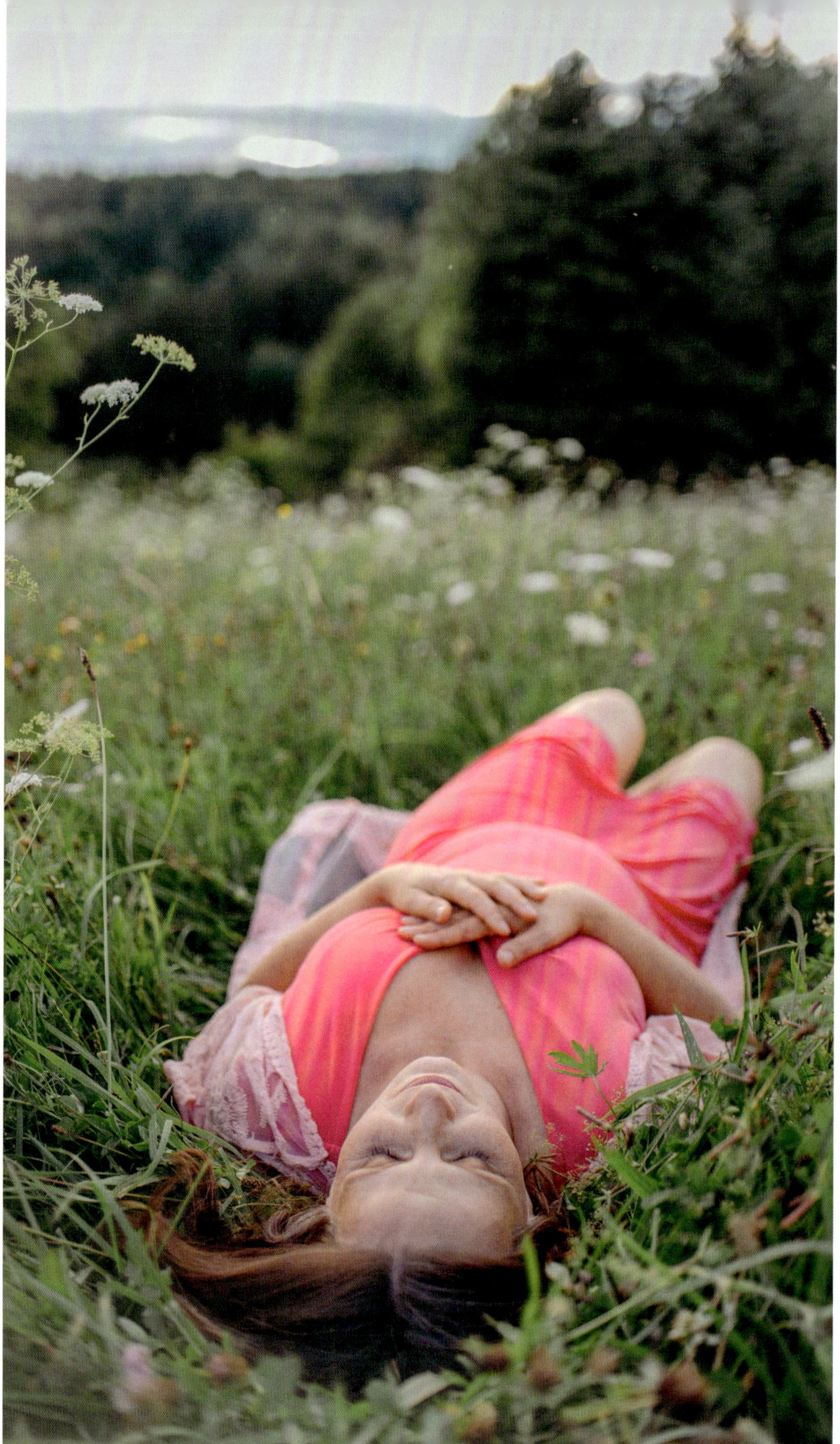

Den Seelenpartner finden

Wir sehnen uns nach Zugehörigkeit, tiefer Liebe und Verbundenheit mit dem einen Menschen – unserem Seelenpartner. Der eine Mensch, der erkennt, wer wir in der Tiefe unseres Seins sind, der uns bedingungslos annimmt und liebt. Mit einem Seelenpartner können wir gemeinsam wachsen und uns entfalten, ihm wollen wir uns öffnen und ganz hingeben. Wir wollen das Gefühl von Heimat und Zuhause erleben und auch eine tiefe, spirituelle Verbindung spüren. Die Idee von dem einen perfekten Partner, dem Liebesgefährten, mit dem wir im Gleichklang sind, ist tief in uns verankert.

FÜNF MYTHEN ÜBER SEELENPARTNERSCHAFTEN

Vielleicht hast du jetzt mehrfach mit dem Kopf genickt – ja, genau so stellst du dir deinen Seelenpartner vor. Doch was davon ist möglich und was vielleicht doch nur eine romantische Vorstellung? Lass uns gemeinsam die weit verbreiteten Mythen über den Seelenpartner anschauen.

1. **Die Vollkommenheit des Seelenpartners:** Ein weit verbreiteter Mythos ist die Vorstellung, dass der Seelenpartner perfekt und ohne Makel sein muss. Dies kann zu unrealistischen Erwartungen führen und wie im Beispiel meiner Schulfreundin Susanne verhindern, dass man einen wirklich gut passenden Partner in sein Leben lässt.
2. **Die Kunst, ihn zu erkennen:** Viele glauben, dass sie ihren Seelenpartner sofort erkennen werden, sobald sie ihm begegnen, dass es wie ein Blitz in sie einfährt. Während es Fälle von Liebe auf den ersten Blick gibt (auch ich habe mich auf Anhieb in Alfred verliebt), entwickeln sich viele bedeutungsvolle Beziehungen allmählich und die Tiefe der Beziehung wächst mit der Zeit.
3. **Die Leichtigkeit der Beziehung:** Ein weiterer Mythos besagt, dass eine Beziehung mit dem Seelenpartner immer leicht und konfliktfrei sein wird. Tatsächlich erfordern auch tief verbundene Partnerschaften Arbeit, Kommunikation und die Bereitschaft, durch Herausforderungen zu wachsen. Dies durfte ich auch mit Alfred erleben. Ich kann mit Fug und Recht behaupten, dass es die intensivste Beziehung war, die ich gelebt habe. Genauso war es die Beziehung, an der ich am meisten gewachsen bin.
4. **Die Begrenzung auf einen Seelenpartner:** Manche Menschen glauben, es gäbe nur einen Seelenpartner für sie im gesamten Universum. Diese Sichtweise kann den Druck enorm erhöhen, „den Einen“ zu finden, und verhindern, andere bedeutungsvolle Beziehungen einzugehen. In Wirklichkeit können Menschen im Laufe ihres Lebens mehrere Seelenverbindungen erfahren.

5. **Die Vorbestimmung:** Der Mythos der Vorbestimmung suggeriert, dass das Universum oder das Schicksal uns mit unserem Seelenpartner zusammenführen wird, ohne dass wir aktiv werden müssen. Doch erfordert das Finden und Pflegen tiefer Beziehungen oft Eigeninitiative und Offenheit für neue Erfahrungen. Ich habe Freundinnen, die seit vielen Jahren darauf warten, dass der Traummann vor ihrer Tür steht, doch dies ist bisher noch nicht eingetreten. Vielleicht ist es ja eines Tages der Postmann, der klingelt.

Gemeinsam mit dem Seelenpartner alt werden ist der Traum vieler Singles.

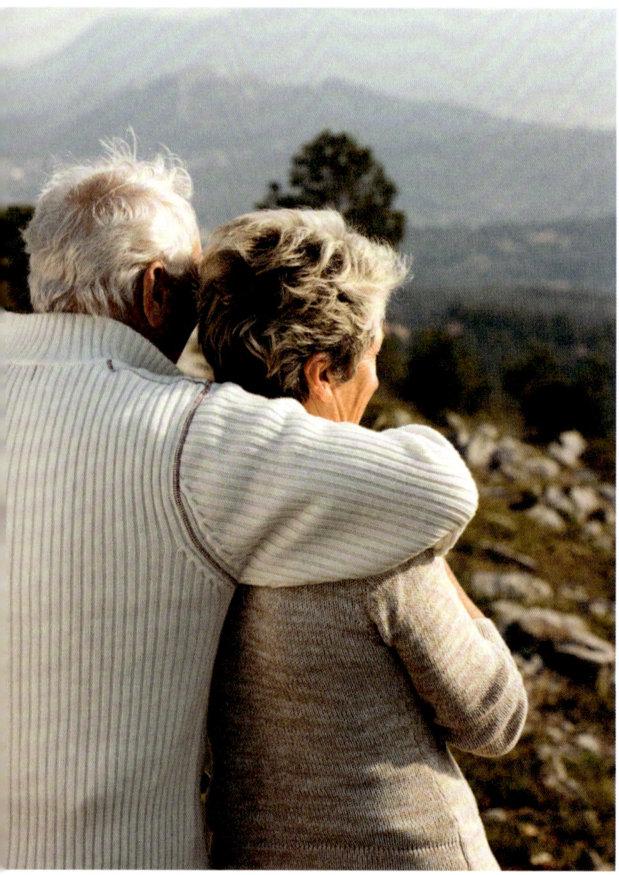

Diese Mythen können dir eventuell noch im Wege stehen, deinen Seelenpartner zu finden. Wichtig ist, sich bewusst zu sein, dass die Idee des Seelenpartners vielschichtig ist und dass tiefe, erfüllende Beziehungen in vielen Formen kommen und sich über die Zeit entwickeln. Horche am besten tief in dich hinein und erforsche deine eigenen Vorstellungen von deinem Seelenpartner.

BEREIT FÜR DEN SEELENPARTNER SEIN

Um für die Ankunft deines Seelenpartners bereit zu sein, ist es ein Geschenk an dich selbst, auf eine Reise der inneren Entfaltung und des Wachstums zu gehen. Diese Reise lädt dich ein, dich selbst in all deiner Vielfalt zu lieben und anzunehmen. Es geht darum, die Zeichen zu erkennen, die dir deinen Seelenpartner offenbaren, und die Kluft zwischen Sehnsucht und Realität mutig zu überbrücken. Kurz gesagt, die Vorbereitung auf den Seelenpartner ist ein Weg der Selbstentdeckung, Offenheit für die Liebe und die Akzeptanz ihrer perfekten Unvollkommenheit.

MANIFESTATION – DEN SEELENPARTNER ANZIEHEN

Nun möchtest du bestimmt auch wissen, wie du deinen Seelenpartner anziehst, wie du es schaffst, ihm zu begegnen, und wie ihr euch letztendlich auch erkennt.

HERZREFLEXION: FRAGEN AUF DEM WEG ZUM SEELENPARTNER

Lass am besten dein Herz sprechen und fühle ich dich hinein, wenn du die folgenden zehn Fragen beantwortest:

- Was ist ein Seelenpartner für dich? Beschreibe ihn mit deinen eigenen Worten.
- Welche Bedürfnisse hast du in Bezug auf deinen Seelenpartner?
- Welche Träume möchtest du mit deinem Seelenpartner verwirklichen?
- Welche Eigenschaften, Interessen, Leidenschaften erwecken bei dir ein Gefühl von Lebendigkeit?
- Wie stellst du dir die Beziehung mit deinem Seelenpartner vor?
- Was bedeutet für dich seelische Verbindung?
- Wie stellst du dir die ideale Kommunikation mit deinem Seelenpartner vor?
- Was sind für dich Grundwerte in einer Beziehung?
- Was wäre ein Bild für dich, welches die Seelenpartnerschaft für dich auf den Punkt bringt?
- Wie viel Freiraum ist dir in einer Beziehung wichtig?

Ich zeige dir im Folgenden die Grundtechniken der Manifestation, der Kunst, innere Wünsche, Gedanken oder Vorstellungen in die Realität umzusetzen. Du lernst, wie du eine Grundhaltung einnimmst, mit der es dir gelingt, das Gewünschte mit Leichtigkeit in dein Leben zu ziehen.

Als Erstes ist es wichtig, dass du nicht aus einem Mangel heraus deinen Seelenpartner manifestierst. Deine Grundbedürfnisse wie Sicherheit, finanzielles Auskommen, ein gutes soziales Netz, also Freunde, sollten bereits erfüllt sein. Sonst ziehst du Partner an, die auch mit einem Mangel zu kämpfen haben, und das könnte für euch beide einen ordentlichen Strudel in die falsche Richtung ergeben.

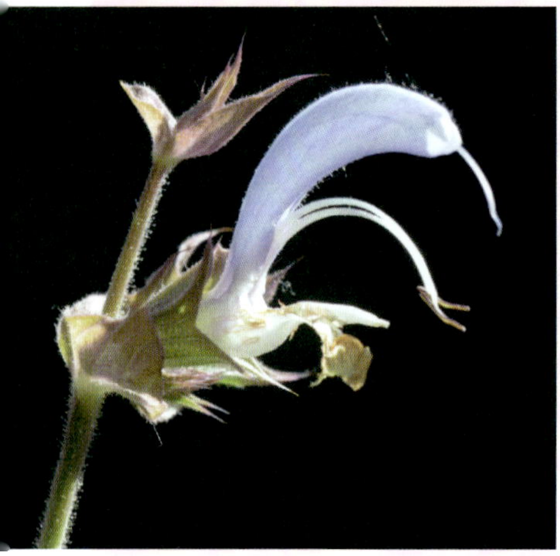

NEUBEGINN IN LIEBE

Muskatellersalbei

Salvia sclarea

Muskatellersalbei, das Öl der Verführung, ist ein Zaubertrank für Singles. Sein Duft, der an die verführerische Essenz einer Frau auf dem Höhepunkt ihrer Anziehungskraft, des Eisprungs, erinnert, weckt eine unbeschreibliche Sehnsucht bei den Männern und zieht sie magnetisch an. Dieses ätherische Öl ist ein Wegbegleiter für jene, die bereit sind, ihren Seelenballast abzuwerfen und sich mutig neuen Ufern der Liebe zu öffnen. Es ermutigt dich, voller Vertrauen und mit offenen Armen das Neue zu begrüßen – sei es in Form von Abenteuern, neuen Lebenspfaden oder der tiefen Verbindung mit einem neuen Partner. Dieses Öl verstärkt deine Anziehungskraft, erleichtert die Suche nach dem passenden Partner und öffnet die Pforten, um diese besondere Person in dein Leben zu lassen.

Um erfolgreich zu manifestieren, solltest du dir klar über deine Wünsche werden. Was bedeutet für dich ein erfülltes Leben? Was enthält es, und woran kannst du erkennen, dass du ein solches Leben führst? Stelle dir eine glückliche Zukunft vor und setze dich in das Bild. Wie fühlst du dich? Wo lebst du? Welche Menschen umgeben dich und wie geht ihr miteinander um? Was erfüllt dich und schenkt dir Freude? Gehe ganz in die Energie deines erfüllten Lebens. Spüre sie in jeder Zelle deines Körpers.

Aus dieser Energie heraus lass vor deinem inneren Auge deinen Seelenpartner auftauchen. Wie sieht er aus? Welche Eigenschaften, Werte und Interessen hat dein Seelenpartner? Es ist wichtig, dabei auf das Herz zu hören und sich auf die essenziellen Qualitäten zu konzentrieren, die eine tiefe seelische Verbindung ausmachen. Lass einen perfekten Tag deines erfüllten Lebens mit deinem Seelenpartner vor deinem Auge auftauchen. Wie fühlt es sich an? Was siehst du? Was hörst du? Was erlebt ihr zusammen? Wo seid ihr?

Genieße die wundervollen Gefühle, die diese Begegnung in dir auslöst, und speichere sie ganz tief in dir ab.

Formuliere den Wunsch, deinem Seelenpartner zu begegnen und ihn zum richtigen Zeitpunkt zu erkennen, und bleibe im Alltag offen für Zeichen, Führungen und neue Begegnungen. Vertraue darauf, dass das Universum den passenden Seelenpartner zu dir führt, im richtigen Moment und auf die beste Weise. Oft erscheint der Seelenpartner auf unerwartete Weise. Sei bereit, die Liebe in dein Leben zu lassen, wenn sie an deine Tür klopft. Spüre immer wieder in dich hinein, wenn du neuen Menschen begegnest: Fühlt es sich gut und richtig an? Schenkt die Begegnung dir frische Energie und lässt dein Herz hüpfen? Bereichert die Person dein Leben?
Vergleiche diese Empfindungen mit den Erlebnissen und Erfahrungen aus der zuvor beschriebenen Zukunftsreise. Wenn uns der Seelenpartner begegnet, fühlt es sich gut und nach Heilung an.

Mit klarem Blick und offenem Herzen den Weg zur wahren Liebe finden.

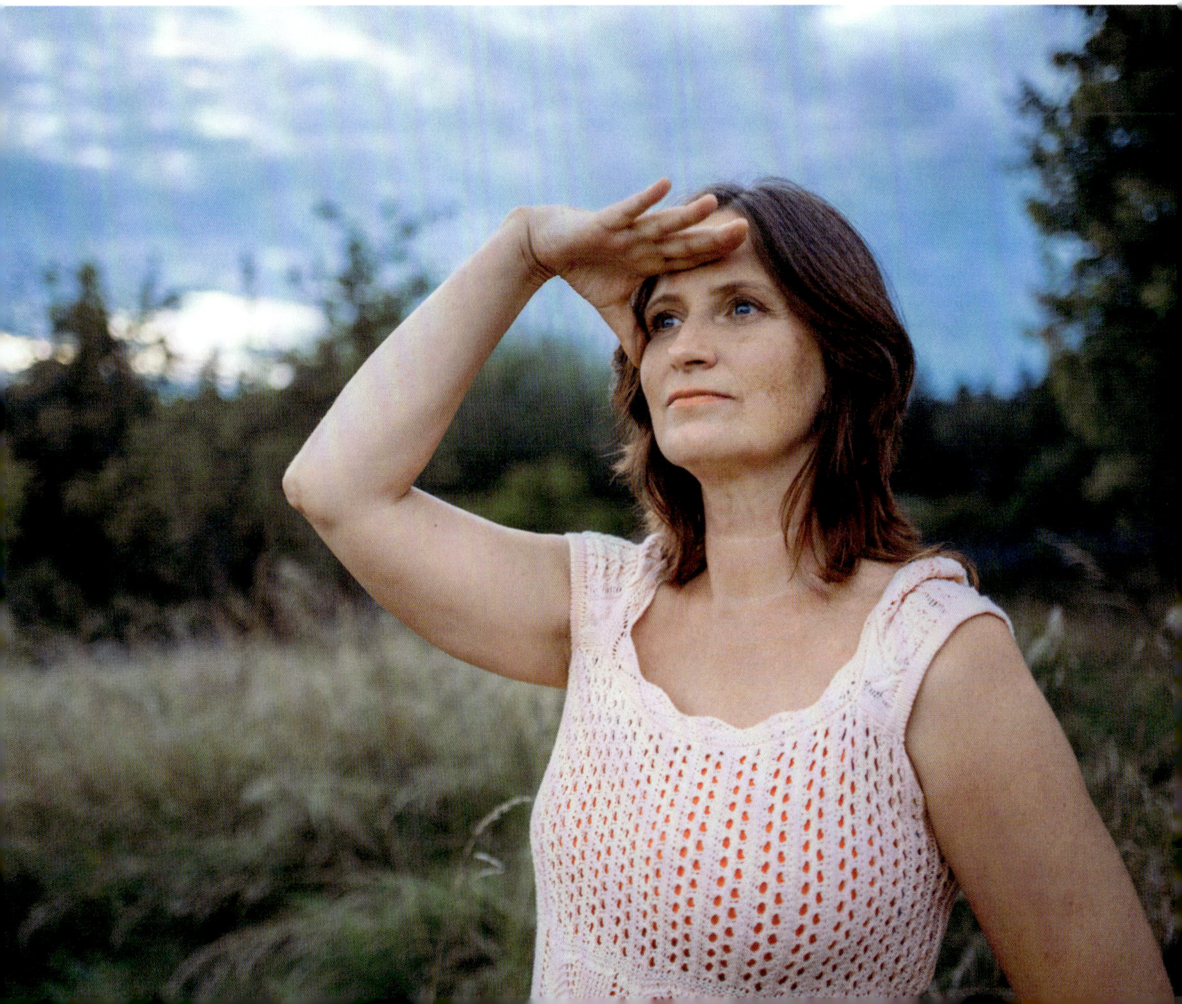

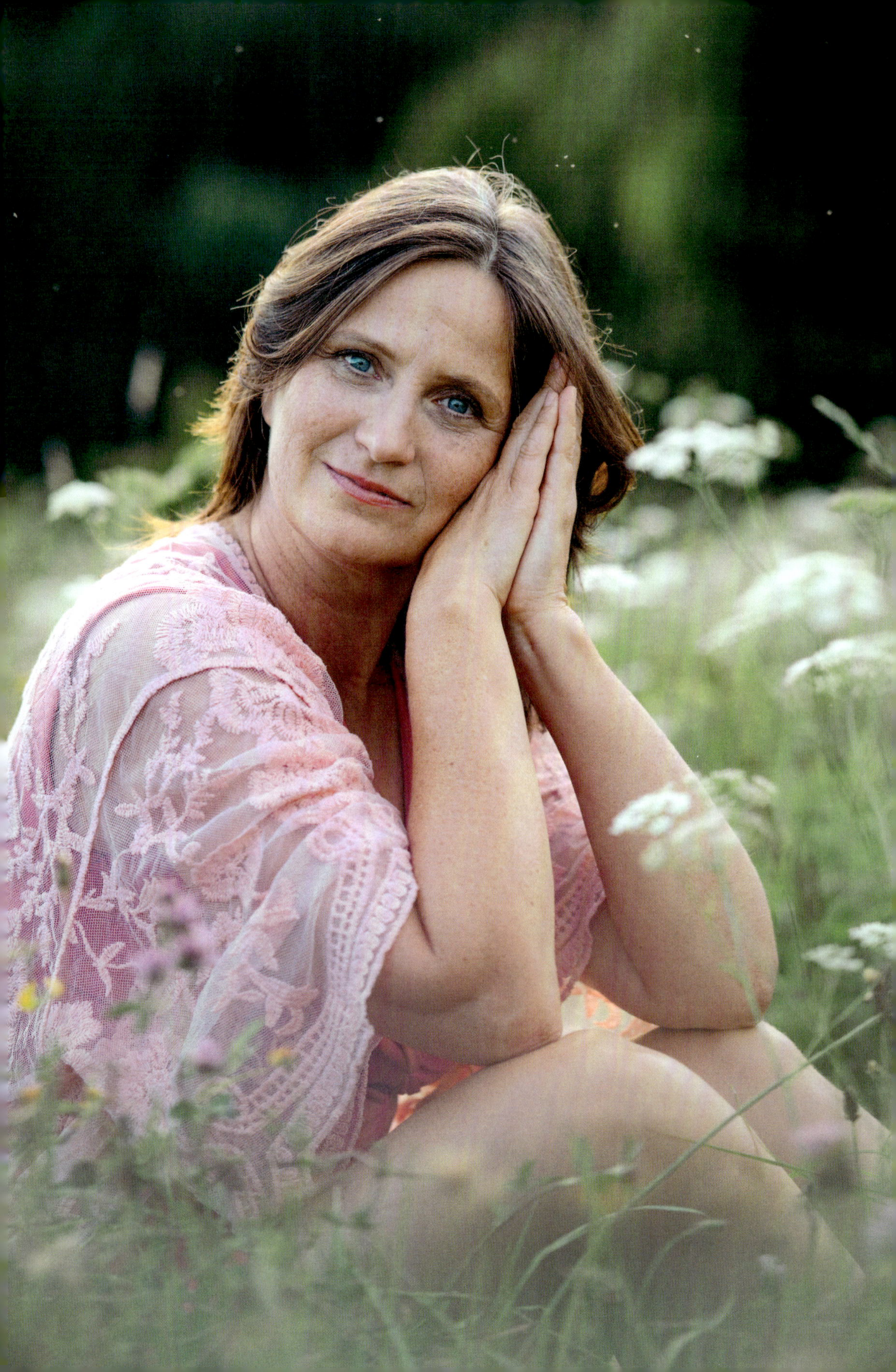

KAPITEL 4

LANGJÄHRIGE BEZIEHUNGEN – VON ROUTINE ZU ROMANTIK UND LEIDENSCHAFT

Erforsche in diesem Kapitel, wie du aus Routine ausbrechen und Romantik entstehen lassen kannst, die Hürden von Langzeitbeziehungen überwindest und eure Leidenschaft neu entfachen kannst. Lass dich von praktischen, sinnlichen Tipps und tiefgründigen Anregungen inspirieren, um die Intimität zu vertiefen und das Prickeln zurückzubringen.

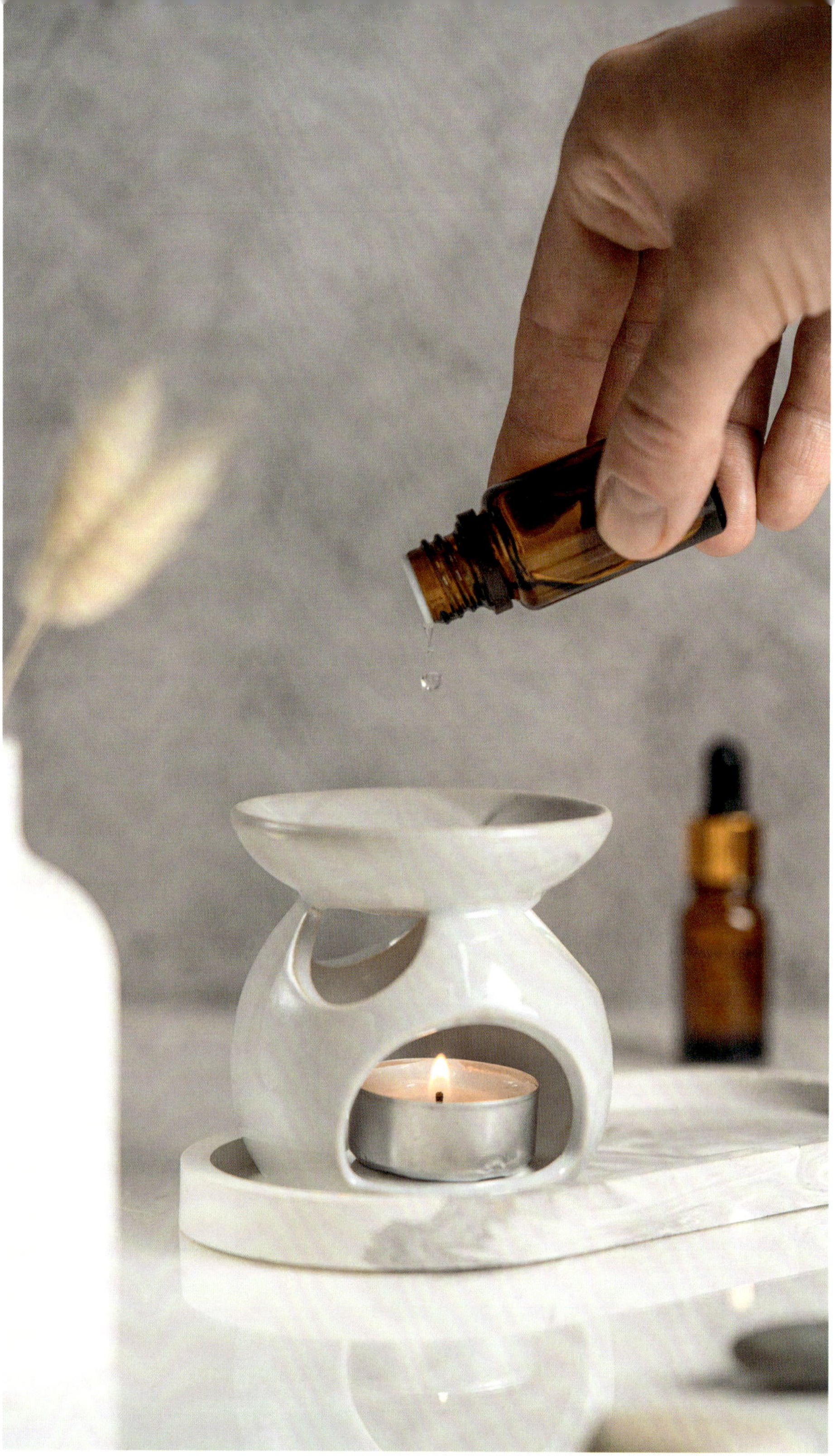

Wenn der Alltag sich in die Liebe schleicht

Viele Menschen sehnen sich nach einer langen, stetigen Beziehung „bis ans Ende aller Zeiten“. Doch was nach Märchen mit Happy End klingt, ist oftmals gar nicht so einfach aufrechtzuerhalten, wie Romantikfilme es darstellen. Wenn wir lange in einer Beziehung sind, entstehen oft Gewohnheiten, die schön, aber auch hinderlich sein können. In diesem Kapitel widmen wir uns diesen Herausforderungen mit einem Fokus auf vernachlässigte Sexualität in Langzeitbeziehungen. Hier möchte ich dir Vorschläge machen, wie ihr den Funken in eurer Beziehung wieder entzünden und so eure tiefe Verbundenheit und verloren geglaubte Nähe wiederherstellen könnt.

Denn nicht nur die körperliche Nähe kann mit der Zeit abnehmen, auch die emotionale Verbindung verändert sich oft. Was einst voller Neugierde und Leidenschaft begann, kann irgendwann zur stillen Routine werden, die uns fast unmerklich voneinander entfernt: Manchmal reden wir nicht mehr so offen miteinander, und kleine Missverständnisse können zu unnötigen Streitigkeiten führen. Die Romantik und das Prickeln, die früher so aufregend waren, können nachlassen und es fühlt sich alles ein bisschen gewöhnlich an. Wir nehmen vielleicht an, dass wir alles über unseren Partner wissen, und hören auf, neugierig auf seine Gefühle und Gedanken zu sein.

Manchmal entwickeln wir uns in verschiedene Richtungen und fühlen uns nicht mehr so nah. Die kleinen Zeichen der Liebe und Wertschätzung, die früher so häufig waren, können seltener werden. Auch finanzielle Sorgen können Druck machen. Es ist eine Herausforderung, einander nahe zu bleiben, aber gleichzeitig auch Platz für die eigenen Interessen zu lassen. Auch unsere sexuellen Bedürfnisse können sich verändern, und ohne Gespräche darüber kann das zu Frustration führen. Große Veränderungen im Leben, wie die Geburt eines Kindes oder ein neuer Job, können zusätzlichen Stress in unsere Beziehung bringen. Wie wir mit Streit umgehen, ist sehr wichtig für die Gesundheit unserer Beziehung.

Doch all diese Herausforderungen sind auch Chancen, unsere Beziehung zu vertiefen. Sie geben uns die Möglichkeit, uns und unseren Partner neu kennenzulernen und durch das gemeinsame Überwinden dieser Schwierigkeiten eine tiefere Verbindung aufzubauen.

Unterstützung finden wir durch die Verwendung von ätherische Ölen. In langjährigen Beziehungen können sie eine sanfte, aber tiefgreifende Wirkung entfalten. Sie helfen, eine Atmosphäre der Entspannung und Harmonie zu schaffen, die Spannungen mildert und die Kommunikation erleichtert.

DÜFTE FÜR DIE LANGZEIT-LIEBE

Sinnliche Düfte wie Ylang-Ylang und Jasmin können die Leidenschaft neu entfachen und intime Momente intensivieren. Beruhigende Aromen wie Zirbe oder Melisse fördern einen erholsamen Schlaf, was für das emotionale Wohlbefinden beider Partner wichtig ist. Indem sie die Sinne anregen und positive Assoziationen wecken, unterstützen Düfte nicht nur das emotionale Gleichgewicht, sondern auch das Gefühl der Nähe und Verbundenheit, was essenziell ist, um die Liebe in langjährigen Beziehungen lebendig zu halten.

DU, ICH UND DIE KINDER

Eltern zu sein ist ein Geschenk, das uns mit tiefer Liebe erfüllt, aber auch unsere Beziehung vor neue, ungeahnte Prüfungen stellt. Zwischen Kindergezeter, Hausaufgaben und der Organisation des Familienalltags bleibt oft wenig Zeit für das, was ein Liebespaar einmal verbunden hat. Die Romantik weicht einem funktionalen Miteinander, und manchmal fühlt man sich vielleicht wie jemand, der als selbstverständlich hingenommen wird.

Doch wie in allen herausfordernden Lebensphasen, schlummert auch hier eine große Chance: die Möglichkeit, bewusst kleine Inseln der Zweisamkeit zu schaffen und die Verbundenheit als Liebespaar wieder herzustellen. Es sind nicht die großen Gesten, die Liebe bewahren, sondern die kleinen Zeichen der Zuwendung. Wenn man sich gesehen und gehört fühlt – und dem Partner dasselbe schenkt –, wird die Liebe wachsen, selbst inmitten des Trubels. Ein Date zu zweit oder auch nur ein Moment der Stille bei einer Tasse Tee – diese kleinen Oasen nähren die Verbindung der Herzen.

Ätherische Öle können dabei unterstützen, diese Momente mit allen Sinnen zu erleben. Der süße, warme Duft von Vanille und Ylang-Ylang lädt ein, die Nähe zueinander neu zu entdecken. Ein Tropfen auf dem Kopfkissen oder in der Duftlampe erinnert daran, dass man nicht nur Eltern ist, sondern auch Liebende.

Ein ganz großer Augenöffner war für mich auch das Buch *Die fünf Sprachen der Liebe* von Gary Chapman. Chapman sagt, dass jeder seine Liebe anders ausdrückt. Ich habe zum Beispiel immer darauf gewartet, dass Alfred mir sagt, wie wichtig ich ihm bin. Doch seine Sprache der Liebe äußerte sich in langen, liebevollen Briefen zu Weihnachten und zum Geburtstag, während sich meine Sprache der Liebe in täglichen mündlichen Liebesbezeugungen äußerte. Der Mann einer Freundin wiederum kratze ihr immer die Scheiben frei, um seine Wertschätzung zu zeigen. Findet heraus, was eure Sprache der Liebe ist.

Ätherische Öle können dabei helfen, die Verbindung und Intimität auf eine tiefere Ebene zu bringen. Der harmonische Duft von Rosengeranie kann Emotionen auszugleichen und das Herz öffnen. Lavendel schenkt Ruhe in hektischen Zeiten und erinnert daran, dass man auch in der Stille einander nah sein kann. **Tipp:** Zündet eine Duftlampe an und nehmt euch bewusst ein paar Minuten, um einander in die Augen zu schauen, und tauscht euch über das aus, was ihr aneinander schätzt und wie ihr einander diese Wertschätzung zeigt – auch als Eltern.

Eltern zu sein ist ein Teil von euch – doch das Liebespaar, das ihr einmal wart, ist immer noch da. Es wartet nur darauf, wieder entdeckt zu werden.

DAS ICH IM WIR

In der Nähe eines geliebten Menschen fühlen wir uns geborgen, doch manchmal kann die Nähe auch dazu führen, dass wir uns selbst verlieren. Wer bin ich, wenn das „Wir" so groß geworden ist?

Vielleicht hast du das Gefühl, dass ein wichtiger Teil von dir nicht mehr so sichtbar ist wie früher? Dieser Prozess ist natürlich, darf aber nicht dauerhaft sein. Auch, weil ein starkes Ich das Wir erst wirklich lebendig macht. Wenn du dir selbst Raum schenkst, kannst du auch deinem Partner neue Facetten von dir zeigen – und gemeinsam könnt ihr euch immer wieder neu entdecken. Das ist die wahre Magie einer Beziehung: sich selbst und den anderen zu lieben, mit all den Veränderungen, die das Leben mit sich bringt.

Es ist wichtig, die eigenen Träume und Wünsche nicht zu vernachlässigen. Um das *Ich* im *Wir* zu stärken, braucht es Mut und Achtsamkeit. Manchmal hilft es, sich bewusst zurückzuziehen, um die eigene Stimme wieder deutlicher zu hören. Gönne dir Momente, die nur dir gehören – ein Bad mit ein paar Tropfen ätherischem Rosmarinöl, das Klarheit und Selbstvertrauen schenkt, oder eine Meditation mit dem erdenden Duft von Vetiver. Diese Düfte helfen, dich daran zu erinnern, wer du bist und was dir wichtig ist, und deine innere Stärke wiederzufinden. Noch wichtiger ist es aber, miteinander über Sehnsüchte und Herzenswünsche zu sprechen und zuzuhören – mit echtem Interesse und nicht zwischen Tür und Angel.

Wenn das Ich und das Wir im Gleichgewicht sind, entsteht eine besondere Harmonie, die Verbundenheit und Lebendigkeit in eure Beziehung bringt. Denke daran, dass sich selbst zu lieben kein Widerspruch zur Liebe für den Partner ist. Es ist die Basis dafür, dass die Beziehung weiter wachsen kann. Denn wenn du authentisch du selbst sein kannst, wirst du auch deinem Partner mehr Raum geben können, sich frei zu entfalten.

DIE LIEBE UND DAS GELD

Liebe und Geld scheinen auf den ersten Blick aus zwei verschiedenen Welten zu stammen: Hier die Gefühle, dort die Zahlen. Doch tatsächlich fließen sie ineinander, beeinflussen sich und spiegeln unsere tiefsten Werte und Überzeugungen wider.

Vielleicht kennst du diese unangenehmen Konflikte, die entstehen können, wenn es um Finanzen geht. Unterschiedliche Vorstellungen, wie Geld ausgegeben oder gespart werden sollte, können die Partnerschaft belasten. Einer spart, der andere gibt gerne aus. Oder man hat das Gefühl, allein für die finanzielle Sicherheit verantwortlich zu sein, während der Partner andere Prioritäten setzt. Solche Spannungen können nicht nur das Konto belasten, sondern auch die Partnerschaft. Hinter diesen Konflikten stehen oft tief verwurzelte Glaubenssätze: „Geld bedeutet Sicherheit", „Geld ist Macht" oder „Liebe sollte nichts mit Geld zu tun haben". Diese unbewussten Überzeugungen bilden unsere Beziehung zu Geld – und damit auch zu unserem Partner.

Für mich ist Geld mit Anerkennung verknüpft. Alfred und ich haben in verschiedenen Seminaren und Ausbildungen zusammen gearbeitet, und mir war es immer wichtig, dass ich von ihm die monetäre Anerkennung für meinen Beitrag bekomme. Es war für unsere Beziehung extrem wichtig, herauszufinden, was wir mit Geld verbinden. Denn die eigentliche Herausforderung liegt nicht im Geld selbst, sondern darin, wie man darüber denkt.

Wenn man lernt, offen über Ängste, Wünsche und Prioritäten zu sprechen, stärkt es nicht nur die finanzielle Basis, sondern auch eure emotionale Verbindung.

Auch hier können ätherische Öle die Reise begleiten: Der erdende Duft von Vetiver hilft, Ruhe und Klarheit in herausfordernde Gespräche zu bringen. Wenn Emotionen hochkochen, kann Ylang-Ylang die Atmosphäre beruhigen und euch daran erinnern, dass ihr auf derselben Seite steht. Der warme, süße und fruchtige Duft von Orange fördert Leichtigkeit und Optimismus, sodass finanzielle Themen weniger belastend erscheinen. Pfefferminze hingegen weckt den Geist, schärft die Konzentration und unterstützt dabei, praktische Lösungen zu finden. **Tipp:** Zündet eine Kerze an und verteilt ein paar Tropfen ätherischen Öls in einem Diffuser, bevor ihr ein Gespräch über Geld führt. Beginnt einmal damit, gemeinsam eure finanziellen Ziele zu definieren. Was bedeutet Wohlstand für euch? Ist es ein schönes Zuhause, gemeinsame Reisen oder einfach das Gefühl, genug zu haben? Auch ein Budgetplan kann Wunder wirken – nicht als starre Regel, sondern als Werkzeug, das euch unterstützt, eure Träume gemeinsam zu verwirklichen.

DIE MONOTONIE DES ALLTÄGLICHEN

Der Alltag – er schleicht sich leise ein, manchmal unbemerkt, und nimmt Platz zwischen euch. Routinen, die einst Halt gaben, wirken plötzlich fest und starr. Wo früher Spannung und Freude waren, herrscht jetzt das Gewohnte. Vielleicht hast du das Gefühl, dass ihr mehr nebeneinander lebt als miteinander.

Es ist ganz natürlich, dass der Alltag sich einschleicht. Zwischen Arbeit, Haushalt und Verpflichtungen bleibt oft wenig Raum für Spontaneität. Gespräche drehen sich um Organisatorisches, nicht mehr um Träume und Gefühle. Und irgendwann fragt man sich: „Wann haben

wir uns das letzte Mal wirklich Zeit füreinander genommen?“
Doch Monotonie ist kein Zeichen für das Ende – sie ist ein Weckruf, um bewusst neue Wege einzuschlagen. Es braucht oft keine großen Veränderungen, um das Feuer wieder zu entfachen. Manchmal reicht ein kleiner Funke. Hier drei Ideen für mehr Lebendigkeit:

1. **Gemeinsame Rituale schaffen:** Überlegt, wie ihr bewusst Zeit füreinander reservieren könnt. Ein regelmäßiger Abendspaziergang, ein Frühstück zu zweit oder ein Abend ohne Bildschirme können kleine Inseln der Nähe schaffen.
2. **Überraschungen wagen:** Verlasst die gewohnten Pfade und plant etwas, das ihr noch nie zusammen gemacht habt. Ein Tanzkurs, ein Ausflug ins Unbekannte – alles, was euch zum Lächeln bringt, ist willkommen.
3. **Wertschätzung zeigen:** Auch im Alltag ist es wichtig, den anderen zu sehen und kleine Zeichen der Anerkennung zu setzen. Ein handgeschriebener Zettel mit einem liebevollen Gedanken, ein Kompliment oder eine Umarmung können Wunder wirken.

Ätherische Öle können auch dabei helfen, die Monotonie zu durchbrechen und neue Energie in die Beziehung zu bringen: Der belebende Duft von Grapefruit weckt Leichtigkeit und Lebensfreude, während Rosengeranie das Herz öffnet und emotionale Nähe fördert. Für einen romantischen Abend sorgt der sinnliche Duft von Ylang-Ylang, der das Herz berührt und die Sinne belebt. **Tipp:** Bereitet eine Mischung aus 2 Tropfen Bergamotte, 2 Tropfen Sandelholz und 1 Tropfen Vanille in einem Diffuser vor. Dieser Duft verströmt Wärme und Geborgenheit, während er gleichzeitig Raum für neue Ideen und Lebendigkeit schafft.

Auch in einem vollen Terminkalender findet sich Raum für kleine Überraschungen.

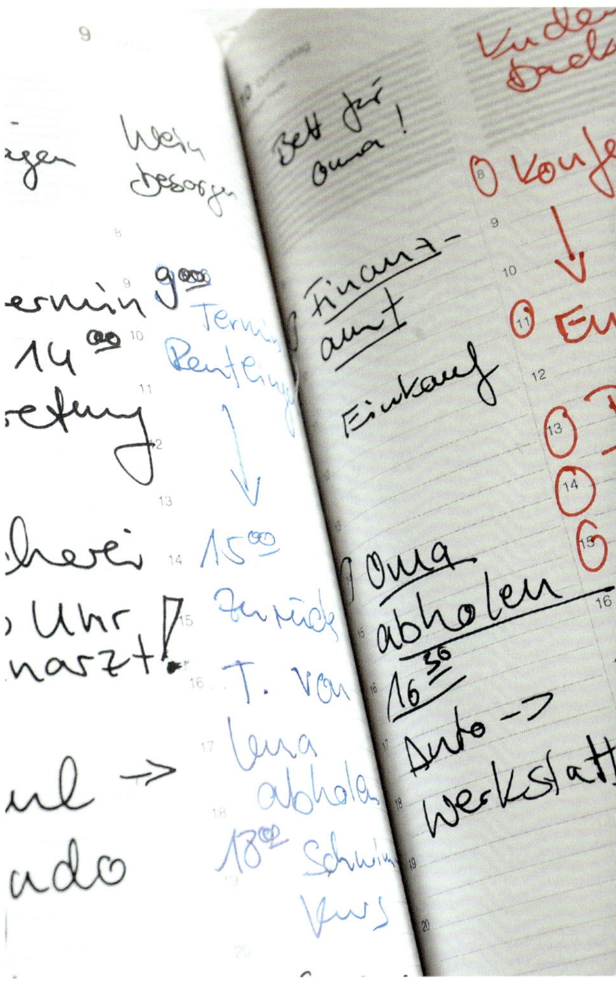

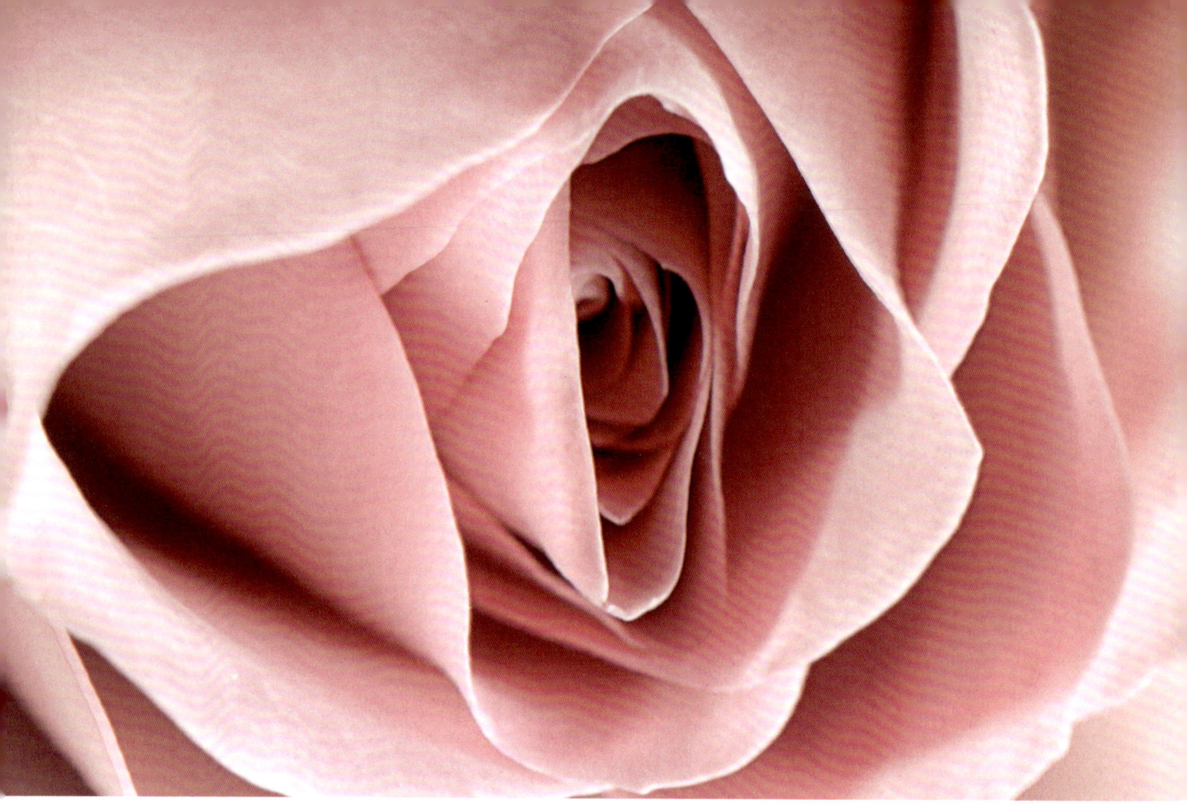

Die Rose erinnert uns daran, dass Loslassen Raum für Neues schafft.

Indem ihr euch bewusst Zeit füreinander nehmt, eure Sinne inspiriert und mit kleinen Gesten den Alltag durchbrecht, kann eure Beziehung wachsen und reifen.

ROMANTISCHE ERWARTUNGEN – WENN DER PALAST EINSTÜRZT

Oft treten wir auch mit einem Bündel an Erwartungen und romantisierten Vorstellungen in Beziehungen ein, geformt durch Filme, Bücher und Geschichten, die uns seit unserer Kindheit begleiten. Diese Ideale malen ein Bild von perfekter Harmonie und ewiger Leidenschaft, das in der realen Welt selten Bestand hat. Wir erwarten, dass unsere Partner immer wissen, was wir fühlen und brauchen, ohne dass wir es aussprechen müssen, und dass sie stets die richtigen Worte finden, um uns zu trösten oder zu erheben.

Ich habe mir mit Alfred einen sehr feinfühligen Mann ausgesucht, und auch ich bin ganz selbstverständlich davon ausgegangen, dass er mir in den 12 Jahren, die wir zusammen waren, jeden Wunsch von meinen Augen ablesen würde und einfach immer genau wissen würde, wie es mir geht. Doch die Realität in langjährigen Beziehungen sieht oft anders aus. Menschen sind fehlbar; sie haben schlechte Tage, Missverständnisse und eigene Kämpfe. Auch Alfred war oft mit sich selbst beschäftigt und in dem Moment nicht gerade darauf aus, mir meine unausgesprochenen Bedürfnisse zu erfüllen. Die Erwartung, dass eine Beziehung konstant glücklich und problemfrei verläuft, kann

ROSENÖL-MEDITATION: LOSLASSEN VON UNREALISTISCHEN ERWARTUNGEN

Heute lade ich dich ein zu einer Reise in die Welt der Düfte, in eine Meditation, die dir hilft, unrealistische Erwartungen loszulassen und dich ganz dem Hier und Jetzt hinzugeben. Lass uns gemeinsam den Weg der Entspannung und des inneren Friedens beschreiten, begleitet vom sanften und herzöffnenden Duft der Rose.

Bevor wir beginnen, bereite einen ruhigen, angenehmen Raum vor, in dem du ungestört bist. Du kannst sanfte Musik abspielen und 2 bis 3 Tropfen ätherisches Rosenöl in einen Diffuser geben oder eine Duftlampe benutzen. Schließe die Augen und nimm ein paar tiefe Atemzüge, um dich zu zentrieren und zur Ruhe zu kommen.

Du kannst dir die Meditation über den QR-Code herunterladen.

zu Enttäuschungen führen, wenn die alltägliche Normalität und die unvermeidlichen Konflikte eintreten. Dies kann eine Kluft zwischen dem, was wir erwarten, und dem, was tatsächlich ist, schaffen und uns unbefriedigt zurücklassen.

Das Loslassen unrealistischer Erwartungen erfordert eine bewusste Anstrengung. Es geht darum, die Romantik in den kleinen, echten Momenten des Zusammenseins zu finden – in einem geteilten Lachen, einem unterstützenden Gespräch nach einem langen Tag, oder einfach in der Stille, wenn keine Worte nötig sind. Indem wir die Schönheit des anderen in der Unvollkommenheit anerkennen und akzeptieren, dass Konflikte und Herausforderungen Teil des gemeinsamen Wachstums sind, können wir eine tiefere, ehrlichere Verbindung mit unserem Partner aufbauen.

Düfte, die beim Loslassen zu hoher Erwartungen helfen, sind zum Beispiel die Atlas-Zeder, Benzoe, Iris, Sandelholz, Zypresse und die Orange. Nicht zu vergessen natürlich die Rose. Sie hilft dabei, das Herz zu öffnen und sich auf neue Begebenheiten einzustellen. Dadurch fällt das Loslassen von unrealistischen Erwartungen leichter.

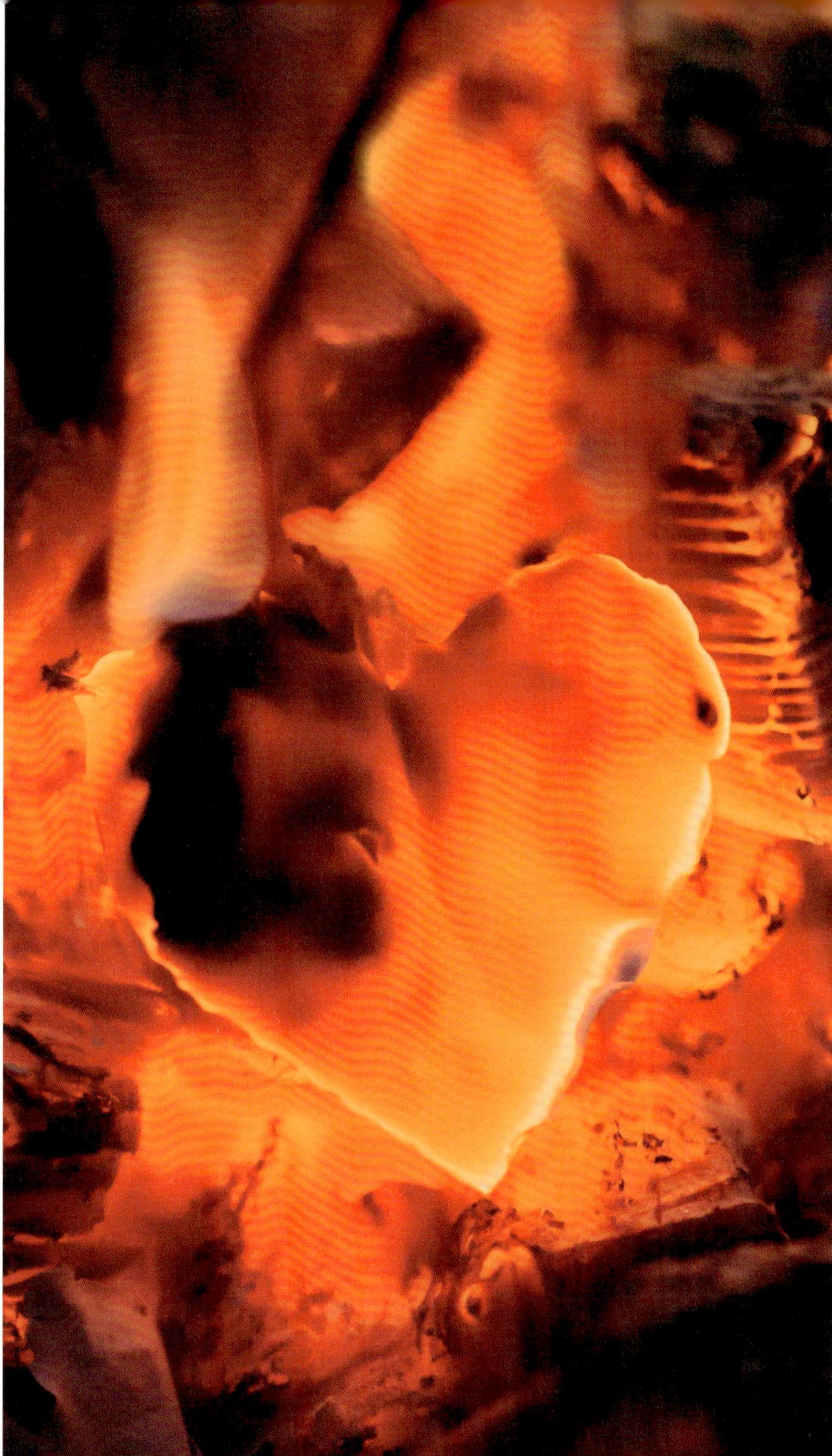

Glühende Kohlen statt loderndes Feuer

Fast alle Langzeitpaare geraten früher oder später in eine Sexflaute. Doch kaum jemand traut sich, offen darüber zu sprechen – ist dieses Thema doch immer noch mit Scham besetzt. Wer möchte schon zugeben, dass der Sex nicht mehr das ist, was er früher einmal war. Männer haben damit zu kämpfen, nicht mehr der „tolle Hengst" im Bett zu sein, und Frauen fühlen sich oft nicht mehr attraktiv und verführerisch genug.

Diese nachlassende Leidenschaft bei langjährigen monogamen Beziehungen ist sogar wissenschaftlich nachgewiesen. Der sogenannte „Coolidge-Effekt" zeigt, dass die Natur dieses Phänomen bei Paaren biologisch angelegt hat. Das sexuelle Begehren nach wiederholtem Sex mit dem gleichen Partner kühlt auf ganz natürliche Weise ab.

Nach der Verliebtheitsphase, während der die Hormone das Sexleben zum Prickeln bringen, folgt also eine Phase, wo das Liebespaar seinem Sexleben mehr Achtsamkeit schenken sollte.

Der Sex verändert sich mit der Zeit. Die folgenden Symptome können auftreten:

- Sex Passiert nicht mehr „von allein".
- Es ist schwer, den „richtigen Zeitpunkt" zu finden.
- Beide Partner haben ein unterschiedlich starkes Lustbedürfnis.
- Sex ist zur Routine geworden und zu einer sportlichen Übung mutiert.
- Nach dem Sex fühlt es sich schal und unbefriedigend an.
- Man hat Schwierigkeiten, zum Orgasmus zu kommen.
- Erektionsstörungen treten auf, die zu Frust und Erwartungsdruck führen.
- Scheidentrockenheit tritt auf, die den Sex schmerzhaft werden lässt.

Bei vielen monogamen Langzeitpaaren wird der Sex immer weniger oder die Sexualität schläft ganz ein. Unschöne Nebenerscheinungen sind unaufrichtige Affären oder Seitensprünge. Polyamorie oder das Öffnen einer Beziehung können wieder mehr Spannung und Abwechslung in das Liebesleben bringen. Doch wenn das nichts für dich ist, stelle ich dir in diesem Buch Möglichkeiten vor, um die Nähe und Intimität wieder herzustellen und sogar wieder die Schmetterlinge im Bauch zum Flattern zu bringen.

UMGANG MIT SEXUELLEN BLOCKADEN UND FRUSTRATIONEN

Sexualität ist so viel mehr als ein rein körperliches Erlebnis. Sie lädt uns ein, Inseln des Genusses zu erleben, den Alltag hinter sich zu lassen, den Ballast von Stress abzuwerfen und in einem Moment tiefer Intimität einzutauchen – sei es mit dem Partner oder mit sich selbst. Doch genau dieser kostbare Raum, der Nähe und Geborgenheit schenken könnte, wird oft von Unsicherheiten, Erwartungen oder inneren Zweifeln getrübt. Die schillernden Bilder aus Film und Fernsehen, die von immer währender, perfekter Leidenschaft erzählen, setzen uns unter Druck und lassen uns glauben, dass etwas mit uns nicht stimmt, wenn das Feuer „nur" glimmt. Die Wahrheit ist: Es ist vollkommen natürlich, dass Leidenschaft nicht immer von allein brennt. Sie möchten gehegt, gepflegt und manchmal mit einem kleinen Funken neu entzündet werden.

Sexuelle Blockaden wie vorzeitige Ejakulation, Impotenz, Orgasmusunfähigkeit und geringe sexuelle Erregbarkeit entstehen oft durch Stress und Erwartungsdruck. Hier spielt unser Nervensystem eine entscheidende Rolle. Das Zusammenspiel von Sympathikus, dem Antriebsmodus, und Parasympathikus, dem Entspannungsmodus, ist sehr empfindsam. Männer weisen eine Tendenz zu einem überaktiven Sympathikus auf, das kann dann zu vorzeitigen Ejakulation führen. Bei Frauen liegt eher eine Unteraktivität des Sympathikus vor, was wiederum zu einer verminderten Orgasmusfähigkeit und sexueller Unlust führen kann. Leicht kann ein Teufelskreis entstehen, wenn der Mann sich unter Druck gesetzt fühlt und aus Angst vor Versagen dann erst recht vorzeitig „kommt". Das führt dann wieder zu Unlust, Frust und unbefriedigter Sexualität bei der Frau. Das Nervensystem arbeitet als ein geschlossenes Ganzes und Gleichgewicht ist das Zauberwort. Da die ätherischen Öle geradewegs auf unser Nervensystem wirken, können wir sie einsetzen, um die beiden Hälften des vegetativen Nervensystems im Gleichgewicht zu halten. Professor Shizuo Torii von der Toho-Universität in Japan untersuchte die Wirkung der ätherischen Öle auf das Nervensystem.

Er fand heraus, dass die Tätigkeit des Sympathikus von Jasmin, Ylang-Ylang, Pfefferminze, Rose, Patchouli, Neroli, Nelke, Rosenholz und Basilikum verstärkt wird, während sie durch Majoran, Sandelholz, Zitrone, Kamille und Bergamotte herabgesetzt wird (Quelle siehe Literaturverzeichnis: Worwood, S. 27 ff.).

Verfrühte Ejakulation ist in unseren Kulturkreisen ein weit verbreitetes Problem, was vermutlich auch daher kommt, dass viele Männer in ihrer Jugend unter Schamgefühlen masturbierten und sich angewöhnten, schnell zu kommen, um nicht ertappt zu werden. Im späteren Liebesleben kann sich diese Angewohnheit verfestigen. Die Angst, dass die Erektion nicht lange genug aufrechterhalten werden kann, kann mit ätherischen Ölen gut behandelt werden. Es kann auch ein lustvoller Weg sein, sich auf die Suche nach dem Genießen außerhalb des Orgasmus zu machen – durch Achtsamkeit und Präsenz im Moment, Körperwahrnehmung und tiefes Atmen.

LET'S TALK ABOUT SEX: ERWARTUNGEN UND BEDÜRFNISSE KLÄREN

Ein erfülltes Sex- und somit auch Beziehungsleben wünscht sich jeder. Doch oft ist es gar nicht klar, was das überhaupt bedeutet. Wann kann man von einem erfüllten Sexleben sprechen?

MASSAGEÖL-REZEPTE FÜR LANGE NÄCHTE

Lange Liebesnacht

- 1 Tropfen Majoran
- 1 Tropfen Sandelholz
- 1 Tropfen Vetiver
- 1 Teelöffel Mandel- oder Aprikosenkernöl

Herstellung und Verwendung

Die ätherischen Öle mit dem Mandel- oder Aprikosenkernöl vermengen und auf den Solarplexus (Oberbauch) vor dem Sex einmassieren.

Standkraft

- 8 Tropfen Zitrone
- 4 Tropfen Muskatellersalbei
- 4 Tropfen Rose
- 2 Tropfen Koriander
- 3 Tropfen Sandelholz
- 1 Teelöffel Mandel-, Aprikosenkernöl oder Jojoba

Herstellung und Verwendung

Ätherische Öle in eine 100 ml Pumpflasche mit dem Trägeröl geben und vor der Anwendung in der Hand leicht erwärmen. Eine Ganzkörper-Partnermassage vor dem Liebesspiel, die nicht vordergründig dem Ziel der Erektion dient, sondern einfach Genuss und Freude schenken soll, kann diesen Stress auflösen. Im entspannten Zustand kommen sexuelle Reize auch viel besser an als in einem angespannten Körperzustand.

Unterstützend bei sexueller Lustlosigkeit helfen Muskatellersalbei, Muskatnuss, Pfeffer, Rose, Tuberose, Sternanis und Ylang-Ylang. Bei Erektionsproblemen und Impotenz, die durch Angst, Stress und Spannungen entstanden sind, helfen die ätherischen Öle Basilikum, Bohnenkraut, Gewürznelke, Ingwer, Koriander, Lavendel, Muskatblüte, Muskatellersalbei, Orange, Rosmarin, Rose, Salbei, Sandelholz, Sellerie, Thymian und Zimt.

ÜBUNG: INTIMES GESPRÄCH

Es ist nicht immer leicht, über die eigenen Bedürfnisse zu sprechen. Insbesondere beim Thema Sexualität können Scham und Angst vor Ablehnung dafür sorgen, dass man doch nicht mit der Wahrheit rausrückt. Ganz wichtig ist es deshalb, eine offene und gemütliche Atmosphäre zu schaffen und sich Zeit für dieses intime Gespräch zu nehmen.

Beschreibe deinem Partner, wie du den Sex mit ihm erlebst, was er in deinem Körper auslöst, wie er sich auf dein Gefühl deinem Partner gegenüber auswirkt. Sprich am besten immer in der Ich-Form und vermeide Du-Botschaften und Anschuldigungen (siehe S. 123 ff.). Es geht erst einmal nur um deine Wahrnehmung und dein Erleben. Dann bitte deinen Partner, das Gleiche zu tun. Ermutige ihn, offen und ehrlich zu dir zu sein und ebenfalls nur über seine Wahrnehmungen und sein Erleben zu erzählen. Anschließend könnt ihr nacheinander eure Wünsche an den Partner äußern. Was wolltet ihr schon immer mal ausprobieren? Was bedeutet erfüllter Sex für euch? Welche Bedürfnisse sollte ein guter Sex erfüllen? Schaut, wo sich eure Bedürfnisse überschneiden, und lasst gleichzeitig Raum für Experimente und Ausprobieren von Neuem.

Es hilft, sich Gedanken über die eigenen Bedürfnisse und Wünsche zu machen: Möchte man in der eigenen Sexualität eine tiefe Verbindung zum Partner erleben, Nähe spüren, ein Gefühl des Einsseins erleben oder geht es um Lust, Befriedigung, Leidenschaft, Ekstase und Erregung? Oftmals sind die Bedürfnisse von Männern und Frauen unterschiedlich. Sie variieren auch, je nachdem in welcher Beziehungsphase man sich gerade befindet (siehe S. 35). Ein offener Austausch über Wünsche und Bedürfnisse bezüglich des gemeinsamen Sexlebens ist die Voraussetzung für eine erfüllte Sexualität.

Die Düfte helfen euch dabei, eine vertrauensvolle Atmosphäre für euren Sex-Talk zu gestalten. Die Mandarine rot regt eine offene Kommunikation an. Mir ihr gelingt es euch in spielerischer Leichtigkeit über heikle Themen zu sprechen. Neroli hilft euch, eure Bedürfnisse zu äußern, und Arabischer Jasmin *(Jasminum sambac)* hilft, Gefühle leichter zu äußern und sich dem Partner gegenüber mehr zu öffnen. Die Atlas-Zeder weckt die Lust, Neues auszuprobieren und gibt gleichzeitig Halt und schenkt Vertrauen in sich und den Partner.

DIFFUSERREZEPT „SEX TALK“

- 4 Tropfen Mandarine
- 2 Tropfen Neroli
- 2 Tropfen Jasmin sambac
- 2 Tropfen Atlas-Zeder

Verwendung

Die ätherischen Öle in einen Kaltdiffuser oder eine Duftlampe geben und sich von den Düften in einen Raum der Offenheit und Intimität begleiten lassen.

ZWEI WEGE ZU NEUER INTIMITÄT IN DER LIEBE

In einer langjährigen Beziehung verändert sich Sexualität oft auf leise und unsichtbare Weise. Spannung und Leidenschaft weichen irgendwann dem Alltag und die Nähe, die einst so mühelos war, fühlt sich plötzlich wie eine Erinnerung an.
Hier öffnet sich ein Raum für Slow Sex und Tantra – zwei wundervolle Ansätze, die nicht nur körperliche Nähe, sondern auch emotionale und spirituelle Verbindung vertiefen können. Indem ihr euch bewusst Zeit nehmt, euch aufeinander einlasst und den Moment mit allen Sinnen erlebt, könnt ihr eine neue Dimension der Nähe erfahren. Und vielleicht entdeckt ihr dabei nicht nur eure Beziehung neu, sondern auch euch selbst.

Slow Sex – Langsame Leidenschaft

Slow Sex ist eine achtsame und absichtslose Form der Sexualität, die Raum für Entspannung und tiefe Verbundenheit zum Partner schafft – ohne Erwartungen

Verwoben in Liebe – die Kunst der achtsamen und intimen Begegnung.

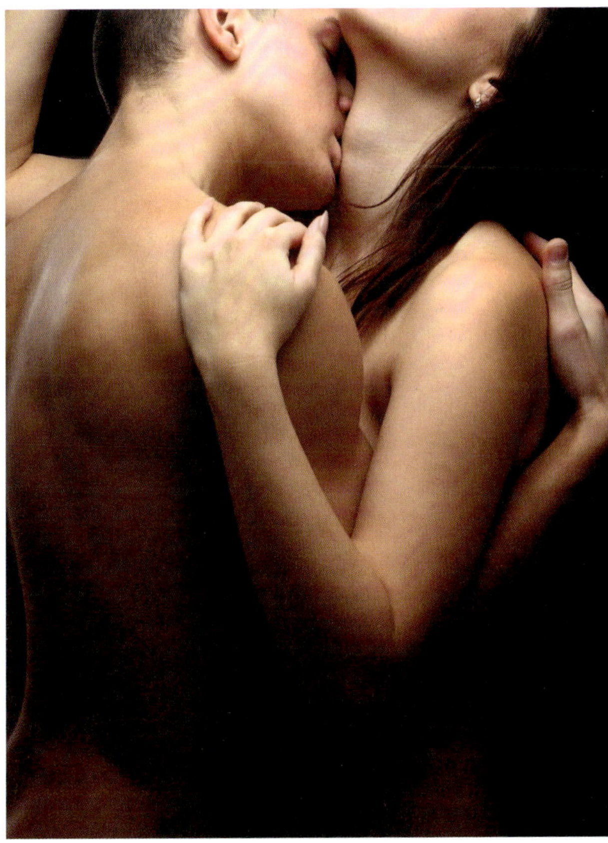

DIE DREI PRINZIPIEN VON SLOW SEX

Entspannung: Für genussvollen Slow Sex ist völlige Entspannung entscheidend. Lasst Kopfkino und Erwartungen los, um ganz im Hier und Jetzt zu sein. Jeder ungenutzte Muskel sollte entspannt sein. Slow Sex fühlt sich an wie entspanntes Liegen in einer Hängematte. Bewegungen entstehen aus natürlichen Impulsen – entspannt und genussvoll.

Achtsamkeit: Achtsamkeit bedeutet, im Moment präsent zu sein. Statt sich in Fantasien zu verlieren, richtet Slow Sex die Aufmerksamkeit auf die eigene Wahrnehmung – auf das, was du spürst und was die Berührungen des Partners auslösen. Blickkontakt während der Begegnung hilft, gemeinsam im Moment zu bleiben.

Absichtslosigkeit: Im Slow Sex lässt du alles entstehen, was an Impulsen und Bewegungen aufkommt. Es geht nicht um steigende Erregung oder den Orgasmus, sondern darum, den Moment zu genießen, feine Empfindungen zu spüren und sich gegenseitig Gutes zu tun.

und ohne Orgasmus-Ziele. Es geht darum, die Begegnung der Körper und Herzen im Moment der Verbindung zu genießen. Slow Sex ist eine Möglichkeit, Achtsamkeit und Intimität in deine Beziehung einzuladen und das Sexleben zu bereichern. Auch die Nähe und Verbundenheit kann wieder ganz neue Dimensionen erleben.

> *Slow Sex ist der entspannteste Weg zu wunderbar genussreichem Sex, den ich kenne.*
> YELLA CREMER

Tantra — Die Energie der Lust

Die Entdeckung von Tantra bereicherte mein Liebesleben zutiefst, indem es mir half, meinen Körper und meine Bedürfnisse sowohl in meiner Sexualität als auch in meiner spirituellen Entwicklung besser zu verstehen. Tantra öffnet uns die Tür, unseren Körper und unsere tiefsten Sehnsüchte zu erkunden und eine Verbindung zu unserem göttlichen Selbst herzustellen. Es erweckt ein Gefühl der Verbundenheit mit allem, was ist.

In der tantrischen Philosophie wird Sexualität als eine Form der Energie betrachtet, die zwischen Männern und Frauen in einem energetischen Kreislauf fließt, welcher bewusst aktiviert werden kann. Wenn diese Energie fließt, entsteht ein unglaubliches Prickeln, ein Gefühl von Wärme, ein angenehmes Strömen und eine Expansion des Seins. Es entsteht eine starke Verbindung und ein Gefühl des Einsseins.

Energien, auch die zwischen Mann und Frau, streben immer nach einem Ausgleich, was den Energiefluss ermöglicht. Sie bewegen sich vom positiven Pol, dem Pol der Fülle, zum negativen Pol, dem Pol der Leere, entweder zwischen zwei Menschen oder innerhalb einer Person. In der Vorstellung des Tantra besitzen Männer und Frauen jeweils einen positiven und einen negativen Pol. Bei Frauen sind die Brüste der positive Pol, da sie mit der Energie des Herzens zuerst mit der Welt in Kontakt treten. Das erklärt auch, warum Frauen oft leichter ihre Gefühle ausdrücken können. Bei Männern befindet sich der positive Pol in den Genitalien, was ihre Tendenz erklärt, sexuell die Initiative zu ergreifen. Der negative Pol bei Frauen sind die Genitalien und bei Männern der Herzraum. Diese umgekehrte Verteilung der Pole erklärt die starke gegenseitige Anziehung zwischen Männern und Frauen.

Frauen möchten zuerst im Herzen berührt werden. Wenn sie sich gesehen, geschätzt

Im Einklang der Energien entsteht ein tantrischer Kreislauf der Liebe.

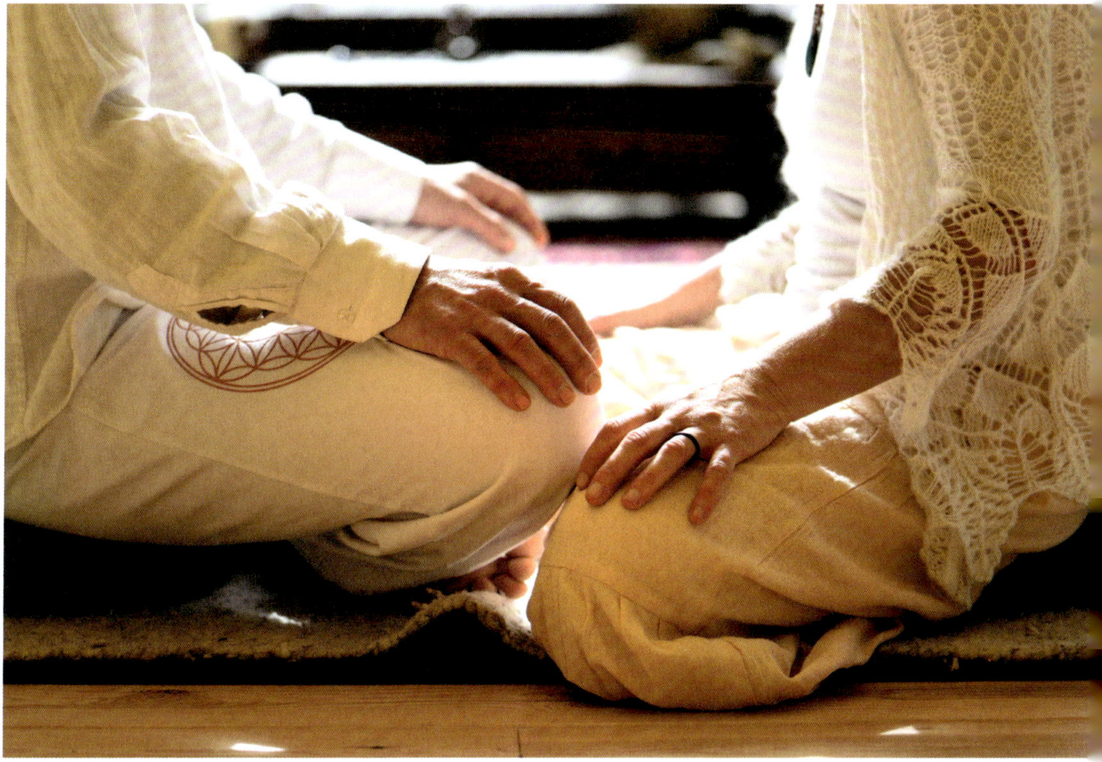

und sicher fühlen, können sie sich auch sexuell öffnen – es wird oft gesagt: „Der Schoß der Frau öffnet sich über die Brüste“; Männer hingegen nehmen häufiger die Initiative in ihrer Sexualität, sind aber im Herzen sehr empfindlich und können emotional verschlossen reagieren, wenn sie sexuell zurückgewiesen werden.

Stelle dir den tantrischen Kreislauf so vor: Die aktive Pluspol-Energie fließt durch den Lingam des Mannes in die empfangende Yoni der Frau und steigt dann zu den Brüsten der Frau auf, welche den Pluspol darstellen. Von dort fließt die Energie weiter zum empfangenden Pol, dem Brustbereich des Mannes, und zurück zu seinen Genitalien.

Dieser Kreislauf kann durch bewusste Atmung und Visualisierung stimuliert werden. Wenn es dem Paar gelingt, diesen Kreislauf in Schwingung zu versetzen, wird die Energie im Körper zunehmend verstärkt. Das Paar schaukelt sich in immer höhere Energiezustände, wodurch nicht nur die sexuelle Energie, sondern auch die emotionalen Gefühle und eine intensive Verbundenheit gestärkt werden. Dies führt zu einer ganz neuen Qualität des sexuellen Zusammenseins und festigt die Beziehung.

In der Praxis zeigt sich, dass Übung den Meister, die Meisterin macht. Experimentiert damit, was euch beim Spüren der Energien unterstützt. Vielleicht hilft die Vorstellung, wie die Energie wie ein Luftstrom aufsteigt oder wie Wasser durch die Pole fließt. Auch könnt ihr mit eurer Atmung den Energiefluss unterstützen. Findet heraus, wie ihr am besten atmet, um den Energiekreislauf zu fördern. Beobachtet, wie die Bewegung des Beckens das Fließen der Energien beeinflusst. Wie fühlt sich das Fließen der Energien in eurem Körper an? Ist es ein Prickeln, ist es Wärme oder ein wohliges Strömen? Indem ihr eure Aufmerksamkeit auf diese Empfindungen richtet, könnt ihr den Energiekreislauf genießen und euch in wonnige Höhen schaukeln.

VON HERZ ZU HERZ: ABSICHTSLOSE BERÜHRUNG UND MASSAGE

Wenn die sexuelle Vereinigung sich als schwierig erweist, kann das Berühren in Form von einer erwartungsfreien Massage bereits als äußerst befriedigend erlebt werden. Berührung muss nicht immer zu Sex führen. Einfache Berührungs- oder Massageeinheiten würden wohl so manche Beziehung retten, da mit ihnen emotionale Spannungen abgebaut und auch das „Aufstauen von Gefühlen“ verhindert werden können. Gerade in langjährigen Beziehungen nimmt die Berührungshäufigkeit immer mehr ab.

Doch der menschliche Körper ist elektrisch und bedarf der Erdung. Wenn du sanft über den Körper deines Liebsten streichelst, dann erdest du seine überschüssige elektromagnetische Energie, beruhigst sein Nervensystem und auch die Hormone kommen wieder ins Gleichgewicht. Einfach, aber mit großer Wirkung für eure Beziehung.

Wichtig ist bei jeder Form der Berührung die mit ihr verbundene Absicht. Nur zu

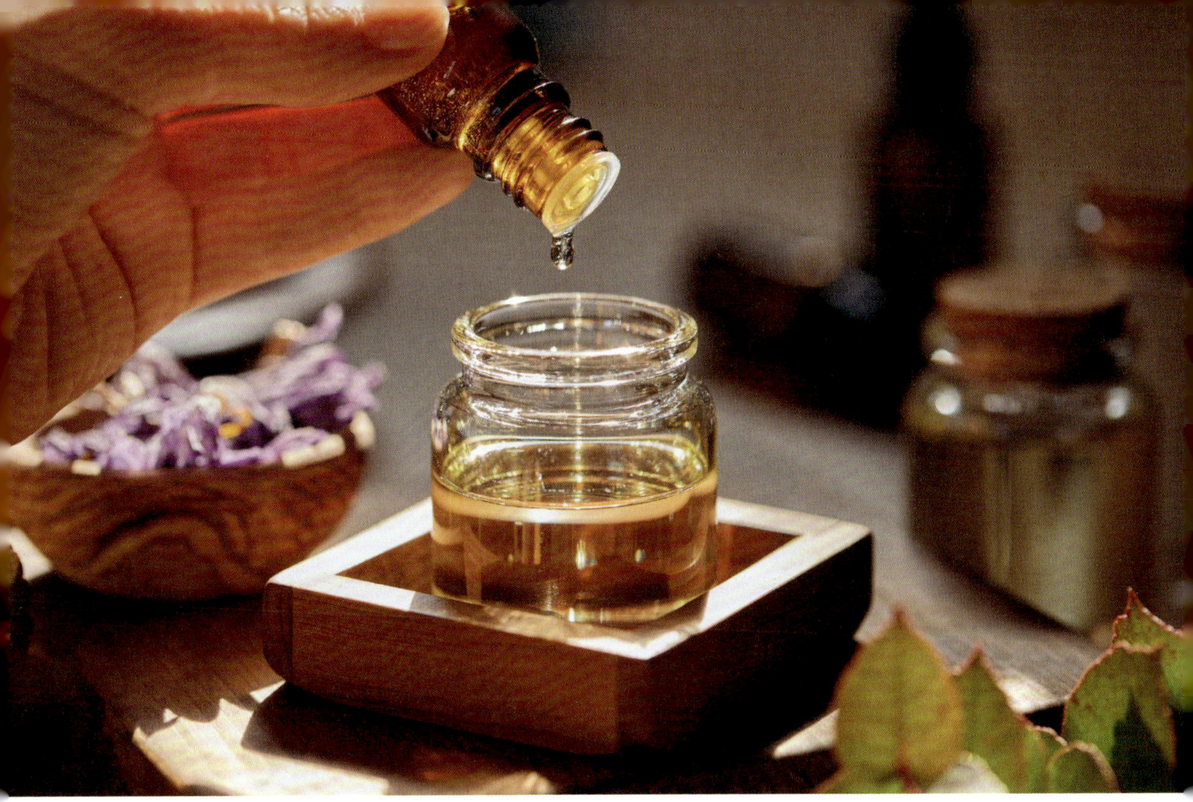

Ein aromatisches Massageöl unterstützt die absichtslose Berührung.

oft wird die Berührung benutzt, um etwas zu erreichen: den Partner zum Sex zu überreden, die eigene Lust zu erleben oder einen Streit zu schlichten.

Wenn nun aber die Berührung nur aus der Freude am Verwöhnen deines Partners, ohne etwas erreichen zu müssen, geschieht, dann wirst du den Unterschied bemerken. Deine Liebe kann fließen und es entsteht eine Begegnung, in der das entstehen kann, was gerade für euch beide zu eurem höchsten Wohl und Genuss vorgesehen ist.
Für die Massage deines Partners brauchst du keine abgeschlossene Massageausbildung. Ein gibt nur ein paar Grundregeln zu beachten. Alles beginnt mit einer achtsamen Vorbereitung. Eine angenehme Raumtemperatur sorgt dafür, dass dein Partner, wenn er nackt liegt, nicht auskühlt. Das würde jegliche Romantik gleich wieder zunichtemachen.

Schaffe eine warme, einladende Atmosphäre. Dimme das Licht und spiele sanfte Entspannungsmusik, wenn das für deinen Partner stimmig ist. Sorge dafür, dass dein Partner bequem liegt. Bette ihn auf ausreichend Kissen und verwende, wenn gewünscht, auch ein Handtuch oder eine leichte Decke, um die Körperteile, die du gerade nicht berührst oder massierst, abzudecken. Wenn du keine Massageliege zur Verfügung hast, dann kannst du auch euer Bett zu einer genussvollen Massageinsel umfunktionieren. Wichtig ist, dass auch du gut sitzt, so dass du dein Körper-

DIFFUSERREZEPT: ROMANTIK PUR

- 3 Tropfen Orange
- 2 Tropfen Muskatellersalbei
- 2 Tropfen Ylang-Ylang
- 1 Tropfen Patchouli

Verwendung

Die ätherischen Öle in einen Kaltdiffuser oder eine Duftlampe geben und sich von den Düften in eine romantische Stimmung versetzen lassen.

gewicht für die Massage einsetzen kannst, um deine Arme und Beine nicht übermäßig zu belasten. Lege dir dein Massageöl parat und am besten auch gleich eine Küchenrolle, sollte mal etwas vom Öl danebengehen. Sehr angenehm ist es auch, das Massageöl leicht in einem Erwärmer auf Körpertemperatur zu erwärmen.
Möchtest du zusätzlich zum bedufteten Massageöl noch etwas Romantik in den Raum zaubern, kann ich dir das oben stehende Diffuserrezept empfehlen.

RÜCKENMASSAGEN FÜR HARMONIE UND WOHLBEFINDEN

Variante 1: Intuitive Massage: Tropfe etwas Massageöl in deine Hände und trage es vorsichtig auf dem Körper deines Partners auf. Beginne mit sanften, streichelnden Bewegungen. Lass deine Hände intuitiv über den Rücken, die Arme und die Beine deines Partners gleiten. Achte darauf, wie dein Partner auf verschiedene Berührungen reagiert, und passe deine Bewegungen entsprechend an. Obwohl die Massage intuitiv ist, ist es wichtig, mit deinem Partner zu kommunizieren. Ermutige ihn, Feedback zu geben, was sich gut anfühlt und was eventuell unangenehm ist. Versucht, eure Atmung zu synchronisieren, um die emotionale Verbindung zu fördern, besser entspannen zu können und die gemeinsame Zeit noch intensiver zu erleben. Beende die Massage mit einer sanften Umarmung oder indem du einfach eine Weile ruhig neben deinem Partner liegst. Dieser stille Moment lässt in euch beiden die gemeinsame Erfahrung nachklingen und vertieft die emotionale Bindung.

Variante 2: Rückenmassage: Die Person sollte auf dem Bauch liegen, idealerweise auf einer festen, aber bequemen Unterlage. Verwende Kissen unter den Knien und Knöcheln, um den Rücken zu entlasten und größtmögliche Bequemlichkeit zu bieten. Beginne die Massage mit leichten Streichbewegungen (Effleurage) über den ganzen Rücken, um die Muskulatur aufzuwärmen und zu entspannen. Das Massageöl kannst du gleich mit den Bewegungen auf dem Rücken deines Partners verteilen. Gleite dazu mit flachen Handflächen leicht vom unteren Bereich der Wirbelsäule zum Kopf hinauf und mit fließenden Bewegungen wieder zurück. Dies fördert die Durchblutung und bereitet die Muskeln auf tiefergehende Techniken vor. Nach dem Aufwärmen kannst du sanften bis moderaten Druck ausüben, indem du die Handflächen, Finger oder sogar Ellbogen benutzt, um tiefere Muskelschichten zu erreichen. Konzentriere dich auf Verspannungen und arbeite mit langsamen, kontrollierten Bewegungen. Setze Techniken wie Kneten und Reiben ein, um spezifische Verspannungen zu behandeln. Achte darauf, dass du immer innerhalb der Komfortgrenze arbeitest und Rückmeldungen berücksichtigst. Beende die Massage mit sanften Streichbewegungen über den gesamten Rücken. Dies beruhigt das Nervensystem und verstärkt das Gefühl der Entspannung.

Massageöl für die romantische Massage

- 10 Tropfen Orange
- 2 Tropfen Rose (10 %ig)
- 4 Tropfen Jasminum sambac (10 %ig)
- 4 Tropfen Sandelholz (10 %ig)
- 2 Tropfen Ylang-Ylang
- 100 ml Mandel- oder Aprikosenkernöl

Herstellung und Verwendung

Die ätherischen Öle mit dem Mandel- oder Aprikosenkernöl vermengen und während der Massage sanft verteilen

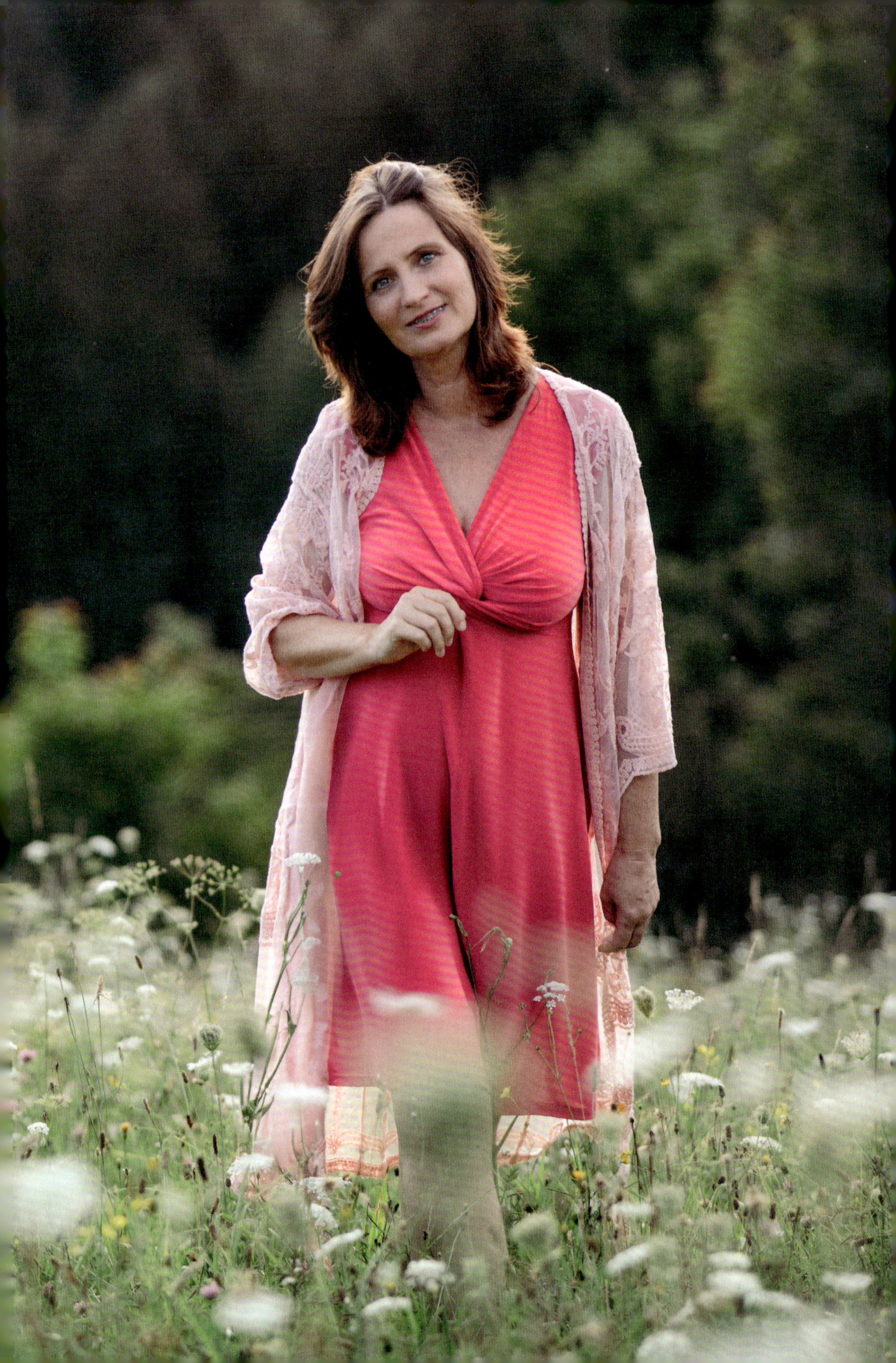

KAPITEL 5

BESONDERE BEZIEHUNGSFORMEN – POLYAMORIE UND ANDERE ABENTEUER

In meiner fünfjährigen polyamoren Beziehung erlebte ich tiefe Einblicke und persönliches Wachstum, umgeben von Liebe und den Herausforderungen, die sie mit sich brachte. Diese Zeit war geprägt von emotionalen Entdeckungen, unterstützt durch die heilende Kraft der Düfte und lehrreiche Momente im Coaching.

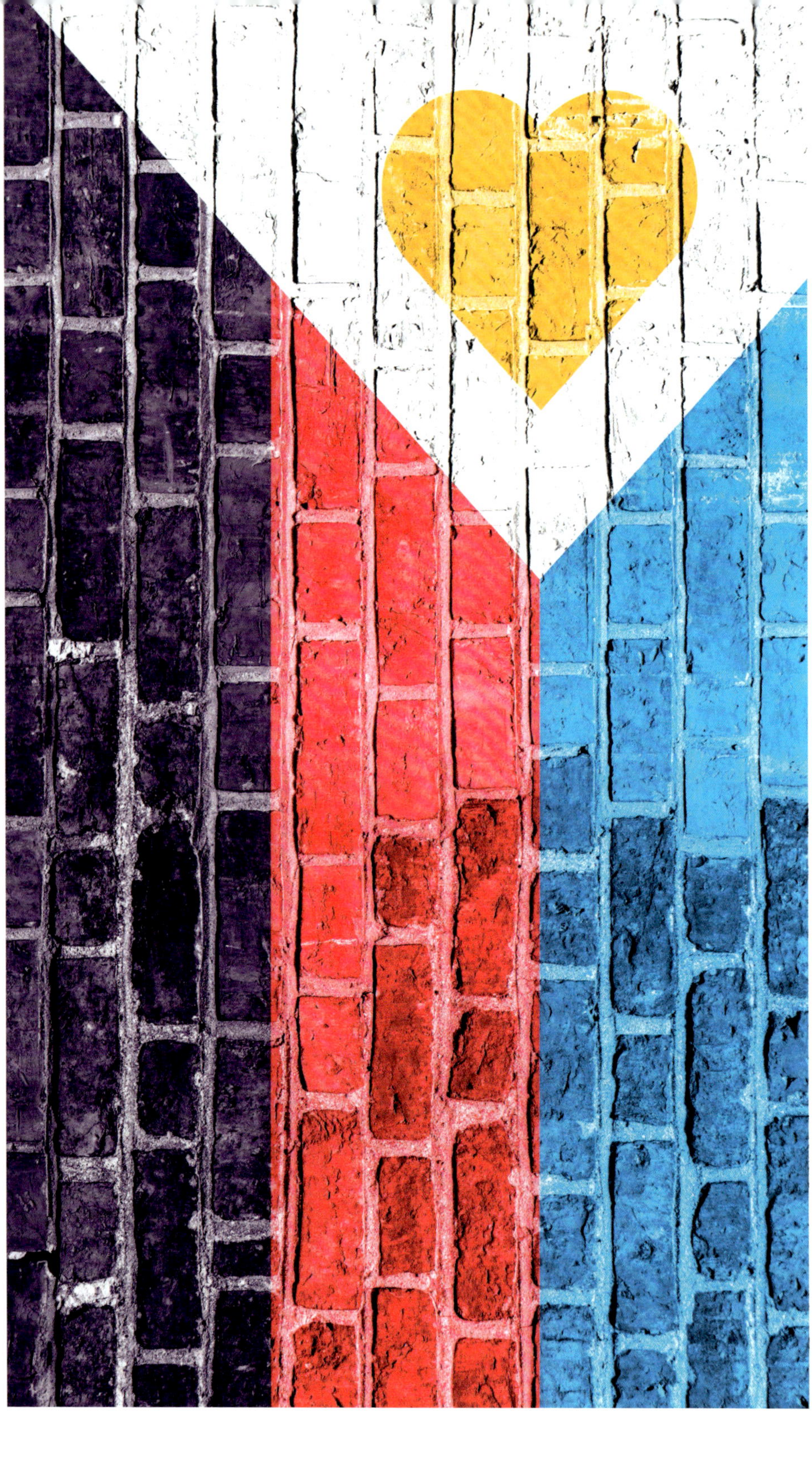

Vielfalt der Liebe: Offene und polyamore Beziehungsformen

Alternative Beziehungsformen spiegeln die Vielfalt menschlicher Verbindungen wider. Sie reichen von offenen Beziehungen, in denen die Partner emotional exklusiv, aber sexuell offen sind, bis zur Polyamorie – das Lieben mehrerer Menschen mit vollem Wissen und Einverständnis aller Beteiligten.

DAS WESEN OFFENER BEZIEHUNGEN

Eine offene Beziehung ist eine Art von Partnerschaft, bei der beide Partner einvernehmlich zustimmen, auch andere romantische oder sexuelle Beziehungen zu haben. Diese Beziehungsform setzt viel Offenheit und Ehrlichkeit voraus, da beide Partner klar und liebevoll über ihre Wünsche und Gefühle sprechen müssen. Eine offene Beziehung kann eine gute Idee sein, wenn beide das Bedürfnis nach mehr Freiheit haben, aber trotzdem eine starke, vertrauensvolle Verbindung miteinander teilen wollen. Es geht darum, sich gegenseitig Raum zu geben, Neues zu entdecken, ohne die tiefe Bindung zueinander zu verlieren. Offene Beziehungen erfordern viel Vertrauen und Verständnis, bieten aber auch die Chance, gemeinsam zu wachsen und sich zu entfalten.

Polyamorie vs. offene Beziehungen

Eine polyamore Beziehung geht über die traditionelle Vorstellung einer exklusiven Partnerschaft hinaus und ermöglicht es den Beteiligten, gleichzeitig liebevolle, romantische und tiefe Beziehungen zu mehreren Personen zu führen. Im Gegensatz zu einer offenen Beziehung, bei der es oft primär um die Freiheit zu sexuellen Begegnungen außerhalb der Hauptbeziehung geht, betont Polyamorie die emotionale und oft auch langfristige Bindung zu mehreren Partnern.

Der Schlüssel zu einer erfolgreichen polyamoren Beziehung liegt in der tiefen, ehrlichen Kommunikation und im Einverständnis aller Beteiligten, wobei großer Wert auf Respekt und Gleichwertigkeit der Beziehungen gelegt wird. Dieses Beziehungsmodell fordert von den Beteiligten ein hohes Maß an Selbstkenntnis und Offenheit, bietet jedoch auch die Chance, Liebe in einer vielfältigen und umfassenden Weise zu erleben.

Wenn jeder bereit ist, offen über seine Gefühle, Wünsche und Bedürfnisse zu reden, kann auch die Polyamorie zu einem sicheren Hafen werden. Hier kann jeder der Beteiligten in seiner ganzen Einzigartigkeit strahlen, während man gemeinsam durch das Leben navigiert – verbunden durch Respekt, Verständnis und tiefe Zuneigung.

ZWISCHEN FREIHEIT UND BINDUNG: MEINE POLYAMORE ERFAHRUNG

Das Leben führt schon manchmal über verschlungene Pfade. Anhand meiner persönlichen Erfahrung möchte ich dir einen Einblick in dieses besondere Lebenskonzept zu geben. Vielleicht bist du mit der Situation konfrontiert, dass dein Partner sich die Öffnung eurer Beziehung wünscht, oder vielleicht spielst du selbst mit dem Gedanken, eure Beziehungsform zu ändern. Ich möchte dir einen Einblick in meine Erfahrungen geben, so dass du ein Gefühl für dieses Beziehungsform bekommen und für dich entscheiden kannst, ob du dich darauf einlassen möchtest oder nicht. Was ich erkannte und was mir half, dieses Abenteuer zu leben, möchte ich in diesem Buch mit dir teilen. Die Düfte waren mir immer treue Begleiter auf dieser herausfordernden Reise. Deshalb werde ich auch immer wieder Duftempfehlungen in dieses Kapitel mit einfließen lassen.

Als ich Alfred zum ersten Mal traf, war mir sofort klar, dass dies der Mann ist, mit dem ich durchs Leben gehen wollte. Ich fühlte mich angekommen und endlich am Ziel meiner Beziehungsreise. Alfred ging es genauso. Gemeinsam wollten wir uns weiterentwickeln und füreinander da sein. Beide wollten wir neben dem Wir das jeweilige Ich nicht verlieren. Freigeister sind wir und wir wollten uns durch eine Beziehung nicht einschränken. Wir kamen aus sehr einengenden Beziehungen mit sehr eifersüchtigen Partnern und wollten so etwas nicht noch einmal erleben. Die ersten zwei Jahre führten wir unsere Beziehung über die Ferne – Alfred in Grambach bei Graz und ich in Köln. Wir führten ein ungebundenes Singleleben, wo wir das eine oder andere Abenteuer erlebten, und an den Wochenenden, wo wir uns sahen, eine intensive Beziehung in Zweisamkeit.

Doch nach zwei Jahren wollten wir ganz beieinander sein und ich zog zu ihm. Ich merkte, dass ich gar keine Lust auf Abenteuer mit anderen Männern mehr hatte. Doch mir gefiel, dass wir uns weiterhin die Freiheiten ließen, die uns wichtig waren. Mit der Zeit merkte ich, dass es mir doch recht viel ausmachte, wenn Alfred mit anderen Frauen flirtete, und als er sich dann in eine dieser Frauen verliebte, hatte ich ordentlich zu tun. Als Alfred mich fragte, was es mir denn leichter machen würde, antwortete ich, dass die Verbindlichkeit einer Ehe mir die Sicherheit geben würde, die ich bräuchte.

Wir hatten eine Traumhochzeit und als wir vor unseren Gästen unser Ehegelübde vorlasen, sahen wir einerseits Erstaunen und andererseits Rührung in ihren Augen. Unsere Liebe und starke Verbundenheit wurde in unserem Eheversprechen ersichtlich – genauso wie die Freiheiten, die wir uns weiterhin geben wollten.

Wir begannen mit einer offenen Ehe und nach einem Jahr führte Alfred seine erste Parallelbeziehung neben unserer Ehe. Sie dauerte nur ein paar Monate und forderte mich sehr heraus. Doch ich war auch neugierig und wollte es „hinkriegen". Wir trafen uns sogar zu dritt und gingen Unterwäsche shoppen. Ich gefiel mir gut in der Rolle der coolen Ehefrau. Nur so ganz cool war ich dann doch nicht …

Als diese Beziehung auseinanderging, atmete ich erst einmal auf. Wenige Monate später kam jedoch schon die nächste Beziehung ins Haus. Diesmal schien es etwas noch Ernsteres zu werden. Alfred verliebte sich Hals über Kopf in Jasmine. Es war tatsächlich etwas Ernstes mit den beiden und wir fanden uns in einer polyamoren Beziehung wieder. Das Schöne war, dass wir auch in dieser Dreierkonstellation sehr wertschätzend miteinander umgingen, uns oft zum Ausreden und gegenseitigem Coachen trafen. Sogar Naturseminare und Retreats leiteten wir gemeinsam an. Doch konnten wir nicht verhindern, dass Spannungen, Eifersucht und auch kleinere Machtkämpfe auftraten.

Nach zwei Jahren verliebte ich mich in Dino und ging eine Beziehung mit ihm ein. So waren wir zu viert in unserer Poly-Beziehung. Anfangs war ich noch erstaunt, dass es tatsächlich geht, zwei Männer zu lieben. Alfred kam sehr gut mit Dino klar und war gar nicht eifersüchtig. Das war eine neue Erfahrung für mich und ließ mich an das Konzept der Polyamorie glauben.

Auch mit Jasmine ergaben sich spannende Begegnungen. Wie viele Runden wir gemeinsam im Wald im Gespräch miteinander gedreht haben, kann ich gar nicht zählen. Das Verrückte war, dass in diesen Gesprächen eine Nähe und ein Gefühl von Schwesternschaft auftauchten. Wir forderten uns gegenseitig sehr heraus und waren uns doch gleichzeitig eine starke Ressource. Das war eine sehr bewegende Erfahrung für mich.

Wir führten also vier Jahre eine polyamore Beziehung, davon zwei Jahre zu dritt und zwei zu viert. Während dieser Zeit fragte ich mich immer wieder, wie kann ich es schaffen, mit der Situation gut umzugehen und mich mit ihr weiterzuentwickeln. Ich beschäftigte mich ausführlich mit dem Thema offene Beziehung und Polyamorie, setzte mich mit meinen Emotionen auseinander, ließ mich von einem Poly-Coach begleiten und ließ mich auf dieses Abenteuer ein.

Nach vier Jahren mussten wir eingestehen, dass uns die Polyamorie sehr viel Kraft kostet und selbst unsere geliebte Arbeit darunter litt. Wir gaben die Polyamorie auf. Alfred entschied sich, mit Jasmine die Liebesbeziehung zu führen und unsere Ehe in eine Freundschaft umzuwandeln. Ich trennte mich von Dino und schlug ihm seinerseits Freundschaft als Beziehungsform vor.

Auch wenn es mit vielen Enttäuschungen, Tränen und tiefer Traurigkeit verbunden war, gelang es uns, eine wertschätzende und innige Freundschaft miteinander aufzubauen. Sowohl Alfred als auch Dino kann ich auch heute noch als wichtige Freunde in meinem Leben bezeichnen.

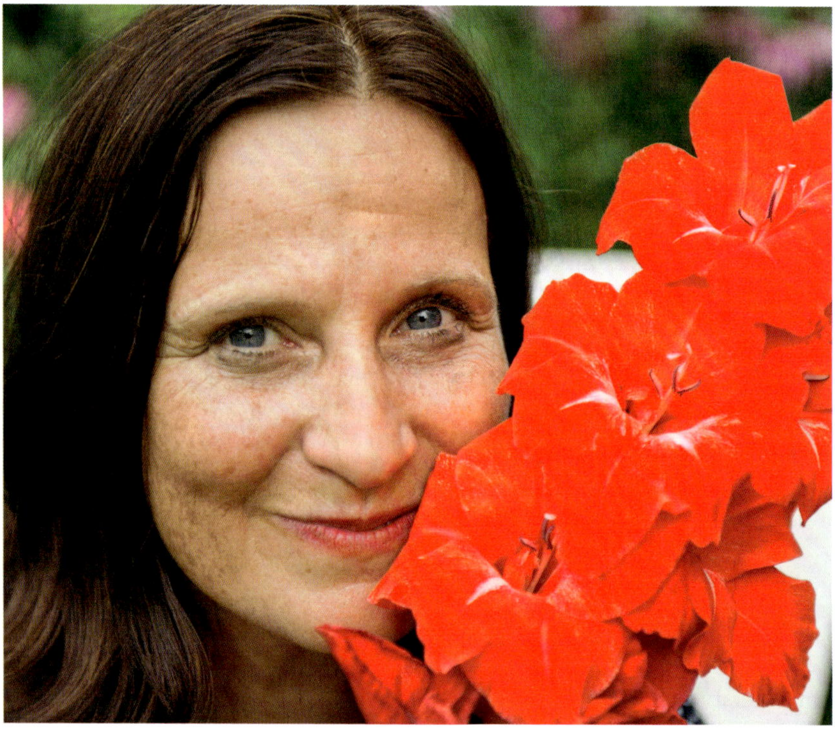

VOR- UND NACHTEILE OFFENER UND POLYAMORER BEZIEHUNGEN

In der heutigen Zeit, in der Menschen die Möglichkeit haben, immer vielfältigere Beziehungsmodelle zu erkunden, steigen viele von traditionellen Beziehungspfaden ab und betrachten offene sowie polyamore Beziehungsformen als bereichernde Alternativen. Doch wie bei jedem Lebensstil gibt es auch hier Licht- und Schattenseiten. Falls du in Erwägung ziehst, eine polyamore Beziehung einzugehen, hilft dir diese Pro- und Contra-Liste dabei, dir einen Überblick über die wesentlichen Vorteile und Herausforderungen, die diese Art von Beziehungen mit sich bringen können, zu verschaffen. Entdecke, was es wirklich bedeutet, sich auf mehr als eine Liebe einzulassen.

Die Vorteile einer Poly-Beziehung:

- Mehr Erfahrungen: Man kann unterschiedliche Beziehungen genießen und viele neue Dinge erleben.
- Selbstwachstum: Diese Beziehungen können helfen, sich selbst besser zu verstehen.
- Bessere Kommunikation: Man lernt, offen und ehrlich zu sprechen.
- Mehr Freiheit: Man fühlt weniger Druck, weil nicht ein Partner alle Bedürfnisse erfüllen muss.
- Mehr Vertrauen: Offen über Gefühle und Grenzen zu sprechen, kann das Vertrauen stärken.
- Mehr Unterstützung: Mehr Partner können mehr Hilfe bedeuten.
- Gegen Besitzansprüche: Diese Beziehungen fordern alte Vorstellungen von Besitz in Beziehungen heraus.
- Größere Zufriedenheit: Manche Menschen sind glücklicher, wenn sie Beziehungen zu mehreren Personen haben.
- Weniger Druck: Es gibt weniger Druck, perfekt für jemand anderen sein zu müssen.
- Spirituelle Entwicklung: Diese Beziehungsformen können ein Katalysator für die eigene Entwicklung sein.

Die Nachteile oder Herausforderungen einer Poly-Beziehung

- Schwierige Gefühle: Eifersucht und Unsicherheit können häufiger und intensiver auftreten.
- Probleme: Mehr Beziehungen bedeuten oft mehr Komplikationen.
- Wenig Verständnis: Viele Menschen verstehen oder akzeptieren diese Beziehungsformen nicht.
- Kommunikationsprobleme: Es kommt leichter zu Missverständnissen.
- Mehr Konfliktpotential: Mehr Personen können auch mehr Konflikte bedeuten.
- Zeit-Faktor: Es braucht viel Zeit und Energie, mehrere Beziehungen zu pflegen.
- Gesundheitsrisiken: Das Risiko für Geschlechtskrankheiten kann steigen.
- Emotionale Belastung: Die vielen Beziehungen können überwältigend sein.
- Unsicherheit: Manchmal ist es schwierig zu wissen, wie stabil diese Beziehungen sind.
- Komplexe Familienplanung: Fragen rund um Familie und Kinder können schwieriger zu klären sein.

ZEHN SCHLÜSSEL ZUM ERFOLG IN OFFENEN UND POLYAMOREN BEZIEHUNGEN

Diese Tipps helfen dir, Herausforderungen in offenen oder polyamoren Beziehungen zu meistern und tiefere, erfüllende Verbindungen zu genießen.

Kommunikation ist der Schlüssel: Sprich offen und ehrlich über deine Gefühle, Wünsche und Ängste. Gute Kommunikation bildet das Fundament jeder starken Beziehung.

Setze klare Grenzen: Bestimmt gemeinsam, was erlaubt ist und was nicht. Klare Regeln helfen, Missverständnisse zu vermeiden.

Respektiere die Gefühle anderer: Achte auf die Emotionen deiner Partner und sei einfühlsam und unterstützend, wenn sie Unterstützung brauchen.

Manage deine Zeit: Plane deine Zeit sorgfältig, damit jeder deiner Partner sich wertgeschätzt fühlt. Ausgewogene Zeitverteilung ist wichtig.

Sei dir deiner Werte bewusst: Deine Werte bestimmen dein Handeln und gerade in herausfordernden Beziehungen ist es besonders wichtig, nicht gegen deine Werte zu leben.

Bewältige deine Eifersucht: Eifersucht ist natürlich, aber sie muss konstruktiv angegangen werden. Sprich über deine Eifersucht und findet Wege, sie gemeinsam zu bewältigen.

Bitte um Unterstützung: Manchmal brauchst du vielleicht Hilfe von außen. Scheue dich nicht, Freunde, Familie oder sogar Fachleute um Rat oder Unterstützung zu bitten.

Sei flexibel: Sei offen für Veränderungen in deinen Beziehungen. Lebensumstände ändern sich, und Flexibilität kann helfen, die Beziehung stabil und glücklich zu halten.

Feiere die Liebe: Betone die positiven Aspekte deiner Beziehungen. Feiere die Liebe in all ihren Facetten und erfreue dich an der besonderen Verbindung, die du mit deinen Partnern hast.

Denk an dich: Achte auf dich selbst. Du kannst nur dann voll für andere da sein, wenn du auch für dich selbst sorgst.

EMOTIONEN IN POLY-BEZIEHUNGEN: EINE REISE ZU DIR SELBST

Meine vierjährige Reise durch die Welt der Polyamorie war ein tiefes Eintauchen in das Meer der Emotionen. Diese Erfahrung hat mich persönlich gelehrt, dass Liebe in ihrer Essenz Freiheit bedeutet – die Freiheit, ganz man selbst zu sein und seinen Partnern dieselbe Freiheit zu gewähren. Doch diese Offenheit brachte auch unerwartete Gefühle zum Vorschein. Ich dachte nämlich immer, Wut sei mir fremd, bis Polyamorie mich eines Besseren belehrte. Plötzlich sah ich mich mit dieser intensiven Emotion konfrontiert und musste lernen, sie zu akzeptieren und zu verstehen. Mein Wunsch, meinem Partner alle Freiheiten zu lassen, damit er sein wahres Selbst entfalten kann, stellte mich vor eine harte Probe. Das Sprichwort „Wenn du jemanden liebst, gib ihm die Freiheit zu sein, wer er ist" wurde zu meiner Lebensphilosophie. Doch genau das rief starke Eifersucht in mir hervor, eine Emotion, die ich nie von mir erwartet hätte. Die Auseinandersetzung damit war eine meiner größten Herausforderungen. Heute weiß ich übrigens, dass der Spruch auch für mich gilt. Auch das war ein großes Aha dieser Zeit.

Duftende Anker in stürmischen Zeiten

In Zeiten starker Emotionen können Aromatherapie und ätherische Öle zu einem Anker werden. Auch für mich war das so. Lavendel besänftigte meine Wut, Rose half mir, das Herz zu öffnen und Eifersucht zu mildern, Weihrauch stabilisierte meine blanken Nerven. Ylang-Ylang half mir, die starken Emotionen besser annehmen zu können, und Vetiver, mein Seelenschmeichler, half mir, mich geborgen und beschützt zu fühlen. Diese Düfte können auch dich dabei unterstützen, ein Gleichgewicht zu finden und deine Emotionen besser zu verstehen.

Meine Reise durch Polyamorie war nicht nur ein Weg durch das Dickicht der Emotionen, sondern auch eine Reise zu mir selbst. Sie lehrte mich, die Komplexität meiner Gefühlswelt anzuerkennen und mit ihr zu arbeiten statt gegen sie. Offene Kommunikation und die Bereitschaft, sich selbst herauszufordern und zu wachsen, sind essenziell in offenen Beziehungen oder Poly-Beziehungen. Jede Emotion, die auftaucht, ist eine Gelegenheit zur Selbstreflexion und zum persönlichen Wachstum. Die Aromatherapie dient dabei als liebevolle Unterstützung, um diese emotionalen Landschaften zu navigieren und in ihnen zu gedeihen.

Ungelöste Gefühle entwirren: Wie andere Liebesformen und Düfte zur Heilung beitragen

Emotionen dienen uns als Wegweiser, sie reflektieren unsere tiefsten Werte und helfen uns, unsere wahren Bedürfnisse zu identifizieren und zu verfolgen. Zum Beispiel kann Wut ein Signal sein, dass wir unsere eigenen Grenzen nicht ausreichend geschützt haben, und sie motiviert uns, aktiv für unsere Bedürfnisse einzustehen.

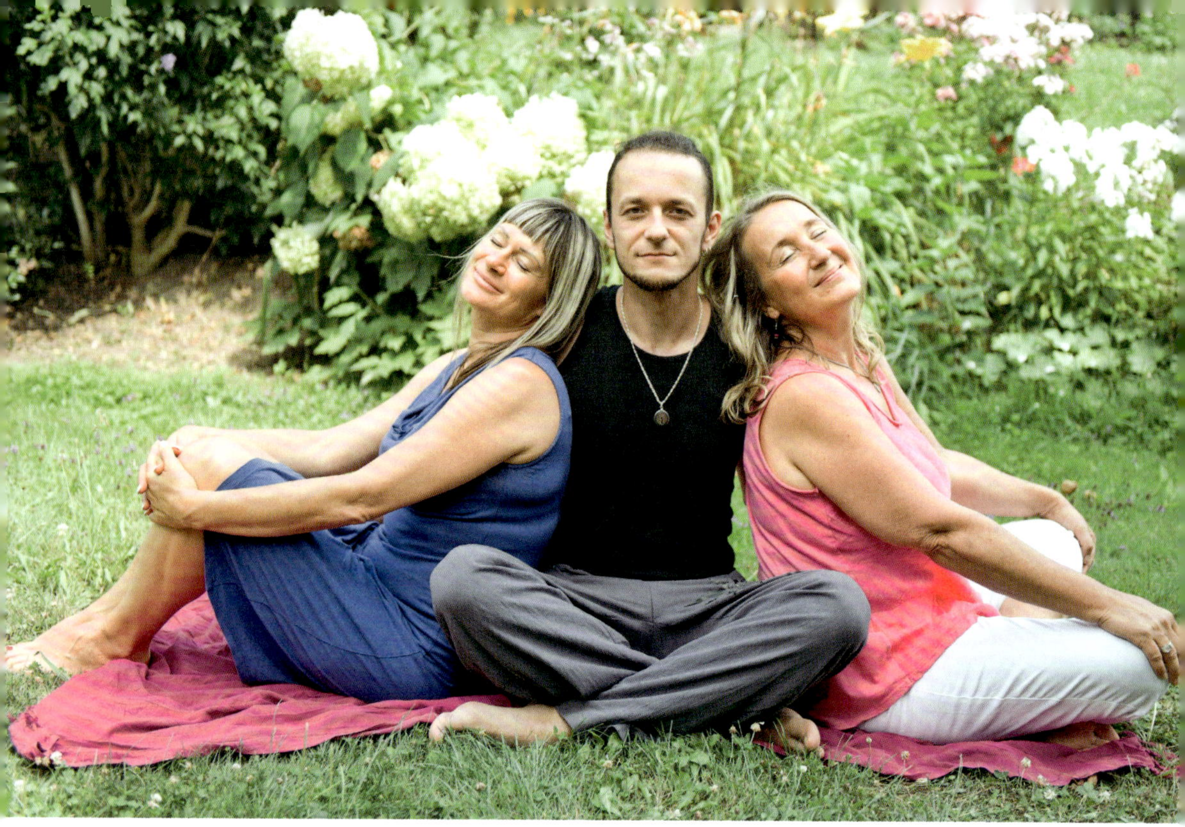

In der Vielfalt der Liebe liegen Herausforderungen, aber auch Chancen zur Entwicklung.

Es ist essenziell, sich seiner Gefühle bewusst zu sein und sie vollständig zu erleben. Werden diese Gefühle jedoch übermächtig und beherrschen unser Handeln, verwandeln sie sich in überwältigende emotionale Wellen. Diese entstehen, wenn wir ursprüngliche Gefühle unterdrücken oder nicht zulassen. Solche zurückgehaltenen Emotionen sind oft tief verwurzelte „emotionale Lasten“ aus vergangenen Erlebnissen, die in Momenten entstanden, in denen wir emotional überfordert waren oder nicht in der Lage, bestimmte Ereignisse bewusst zu verarbeiten. Dies kann zum Beispiel daran liegen, dass wir zu jung waren oder die Emotionen zu intensiv, um sie in dem Moment zu bewältigen.

In jedem Tropfen ätherischen
Öls liegt ein Ozean an
Emotionen, bereit,
unsere Herzen zu öffnen und
unsere Seelen zu heilen.
DIANA ZENZ

Ob aus Unfähigkeit oder Unwillen, nicht verarbeitete Gefühle bleiben unvollständig und manifestieren sich als „emotionale Altlasten“. Sie warten nur darauf, wieder erlebt zu werden, um die zugrundeliegenden Erfahrungen abzuschließen. In einem Duft-Coaching kam ein polyamores Paar zu mir, das mit Eifersucht und immer wiederkehrendem Rückzug voneinander zu kämpfen hatte. Im Coaching zeigte sich, dass die Eifersucht aus

ERSTE-HILFE-ROLL-ON BEI STARKEN EMOTIONEN

Dieser Erste-Hilfe-Roll-On ist eine Empfehlung von Martin Henglein, dem Erfinder des Duftkreises. Den Duft bringt dich wieder zurück zu dir und in deine dir innewohnende Harmonie, wenn starke Emotionen dich aus dem Gleichgewicht bringen.

- 2 Tropfen Rosmarin
- 2 Tropfen Bergamotte
- 2 Tropfen Rosengeranie
- 2 Tropfen Patchouli
- 2 Tropfen Rose (10 %ig)
- 2 Tropfen Kamille, römisch (10 %ig)
- 9 ml Jojoba

Herstellung und Verwendung

Die 12 Tropfen ätherische Öle-Mischung in einen Leer-Roll-On mit 10 ml Fassungsvermögen geben und mit dem Jojoba auffüllen. Den Roll-On im Bedarfsfall auf den Puls oder hinter die Ohren auftragen oder in die Handinnenflächen geben und tief einatmen.

einer Angst vor Zurückweisung stammte. Erst durch das Anerkennen der Emotion konnten sie Klarheit und Verständnis füreinander entwickeln.
Unverarbeitete Emotionen belasten Beziehungen – doch wenn sie bewusst gemacht werden, eröffnen sie eine Chance für Wachstum.

In einer offenen Beziehung und Poly-Beziehung gibt es sehr viele Auslöser, auch Trigger genannt, die diese unabgeschlossenen Emotionen hervorholen können. Deshalb ist es in solchen Beziehungskonstellationen besonders wichtig, sich seiner Emotionswelt anzunehmen und sie in die Heilung zu bringen. Ich sehe Polyamorie als besondere Chance, mit den unerlösten Emotionen „aufzuräumen“. Und genau dabei können die ätherischen Öle ganz wunderbar helfen.

Gefühle sind die Sprache der Seele..
CARL GUSTAV JUNG

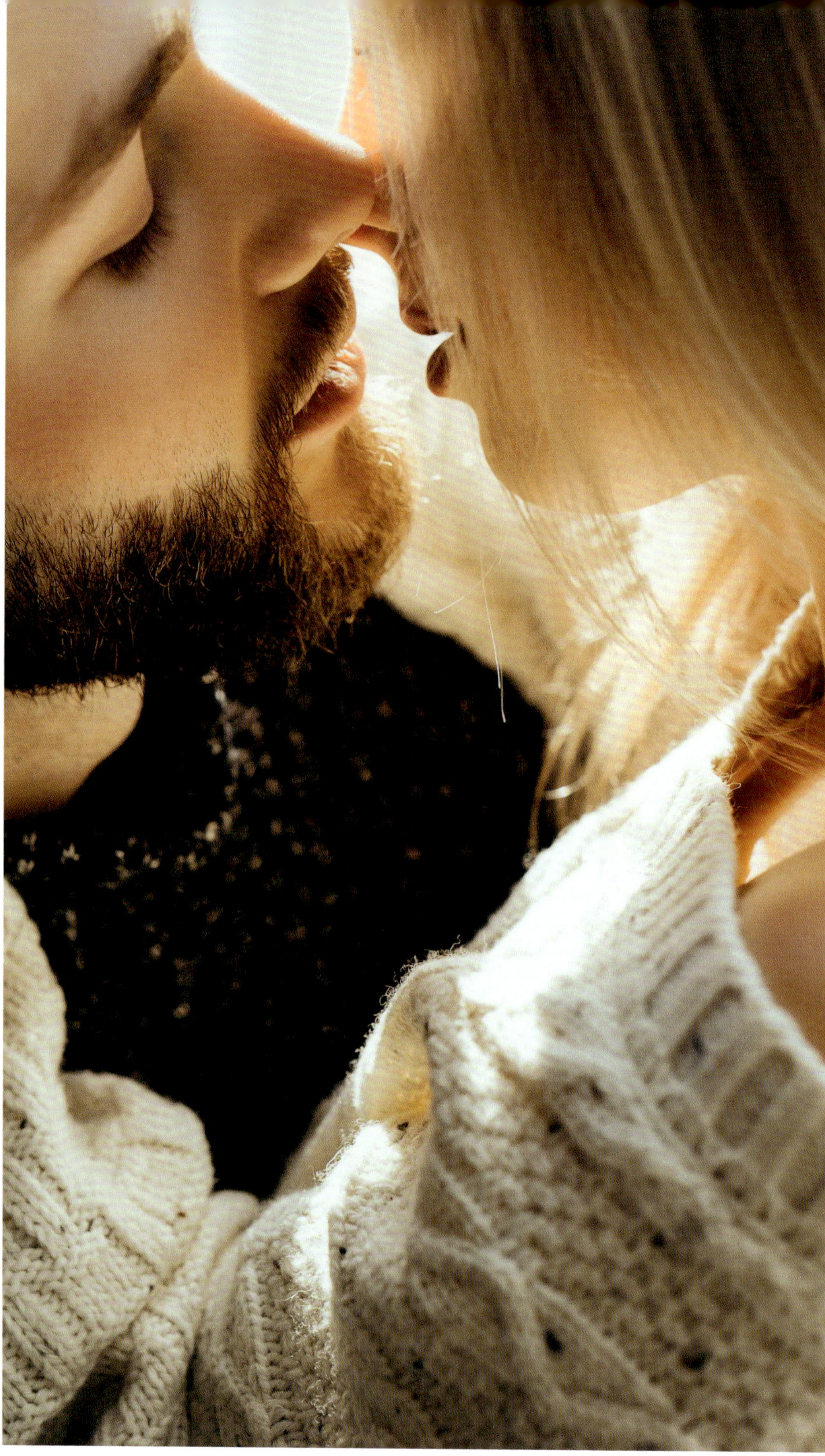

Von der Nase ins Herz: Wie Düfte unsere Emotionen beeinflussen

Düfte haben eine besondere Kraft: Sie sprechen direkt den Teil unseres Gehirns an, der für unsere Emotionen zuständig ist, das Limbische System. Das ist so, als ob Düfte eine Abkürzung zu unseren Emotionen nehmen, noch bevor wir richtig darüber nachdenken. Sie können uns helfen, besser mit unseren Emotionen umzugehen. Manchmal stecken wir in bestimmten Gedanken oder Emotionen fest wie in einer Falle. Düfte können wie ein Schlüssel sein, der uns aus dieser Falle herausführt. Sie machen es möglich, dass wir uns aus festsitzenden Emotions-Mustern befreien und uns besser fühlen.

Es macht einen Unterschied aus, ob wir im Meer eines überwältigenden Gefühls ertrinken oder ruhig durch die Wellentäler und Wellenberge des Lebens segeln. Es gilt, die Fähigkeit zu entwickeln, den Sturm gut zu überstehen. Dabei können uns die Düfte wertvolle Lotsen sein.

> *Ätherische Öle sind wie flüsternde Stimmen, die unsere emotionalen Stürme beruhigen und uns sanft durch das Labyrinth unserer Gefühle führen.*
> DIANA ZENZ

Die Art und Weise, wie wir heute auf unsere Umwelt reagieren, wurzelt oft tief in den Erfahrungen unserer Kindheit sowie in Ereignissen der Vergangenheit, einschließlich unserer erlernten Strategien zur Bewältigung von Herausforderungen. Ätherische Öle bieten eine einzigartige Möglichkeit, verborgene emotionale Muster zu erkennen und einen frischen Zugang zu ihnen zu finden.

Ätherische Öle haben die besondere Fähigkeit, tief liegende Emotionen wieder ins Bewusstsein zu rufen, und bieten uns gleichzeitig die Stärke und den geschützten Rahmen, diese Emotionen zu betrachten und vollständig zu durchleben. Während bestimmte Düfte unmittelbar heftige emotionale Prozesse auslösen können, helfen andere, diese Emotionen behutsam zu verarbeiten. Doch gibt es Öle, die in beiderlei Hinsicht wirken. Ein persönliches Beispiel ist für mich die Rosengeranie, die unverarbeitete Gefühle von Liebeskummer ans Licht brachte, während sie mir zugleich ein Gefühl von Trost bot, sodass ich diese Emotionen erneut durchleben und letztendlich loslassen konnte.

WIE DÜFTE AUF EMOTIONEN WIRKEN AM BEISPIEL VON ANGST UND TRAUER

Die aufgeführten Düfte vermögen es, Angst in Gelassenheit oder Trauer in Akzeptanz umzuwandeln. Wähle deinen Duftfreund für die jeweilige dich herausfordernde Emotion.

DÜFTE, DIE ANGST AUFLÖSEN

Angelikawurzel *Angelica archangelica*	ist ein „Kraft-Öl“, das erdend, aufbauend und emotional stärkend wirkt.
Benzoe *Styrax tonkinensis*	wirkt angstlösend, einhüllend und stimmungsaufhellend.
Bergamotte *Citrus bergamia*	hilft bei Ängsten jeglicher Art und stärkt gleichzeitig das Selbstvertrauen.
Muskatellersalbei *Salvia sclarea*	unterstützt beim Abwerfen von Seelenballast. Es öffnet den Geist für das Neue und Unbekannte und inspiriert dich für den nächsten wichtigen Schritt.
Orange *Citrus sinensis*	nimmt die Angst vor Unbekannten, steckt dich mit ihrem Optimismus an und zeigt dir die Wunder und die Fülle des Lebens.

DÜFTE, DIE TRAUER VERWANDELN

Atlas-Zeder *Cedrus atlantica*	hilft dir, Altes loszulassen und mutig dem Ruf des Lebens zu folgen.
Immortelle *Helichrysum italicum*	hilft, loslassen zu können und in Dankbarkeit zu sehen, was es Gutes gab. Sie schenkt dir Hoffnung für dein weiteres Leben.
Rose *Rosa damascena*	harmonisiert starke Gefühle und heilt das Herz bei Kummer und Verlust.
Weihrauch *Boswellia sacra*	unterstützt bei Trennungen und hilft beim Abschiednehmen von geliebten Menschen.
Zypresse *Cupressus sempervirens*	tröstet bei Verlust und Trauer. Sie richtet dich wieder auf, wenn du vor den Herausforderungen des Lebens in die Knie gegangen bist.

EIFERSUCHT ENTMYSTIFIZIERT: WAS UNSER HERZ UNS SAGEN WILL

Eifersucht ist wie ein unangenehmer Schatten, der sich nicht leicht abschütteln lässt. Es handelt sich dabei nicht um ein einziges, klar definiertes Gefühl, sondern eher um einen Zustand, in dem sich jemand in einem Wirbelwind verschiedenster negativer Emotionen wiederfindet. Von Wut und Verärgerung über Traurigkeit und Einsamkeit bis hin zum Gefühl des Versagens und Selbstzweifel – jeder erlebt seine ganz persönliche, bittersüße Palette an Emotionen, die seine Eifersucht ausmacht.

Es überrascht nicht, dass Eifersucht für Unbehagen sorgt. Die eigene Eifersucht, ebenso wie die des Partners oder der Partnerin, signalisiert oft einen Mangel an

Vertrauen und kann unser seelisches Gleichgewicht stark beeinträchtigen. Ein Wundermittel dagegen? Das hätten wir alle gern. Eifersucht ist lästig und zehrt an uns. Doch der Versuch, Eifersucht einfach zu verbannen, ist zum Scheitern verurteilt.

Unabhängig davon, wie sehr wir uns davon distanzieren möchten, und egal, in welcher Art von Beziehung wir uns befinden – Eifersucht ist ein häufiger Gast und fordert uns auf, einen Umgang mit ihr zu finden. Im schlimmsten Fall kann sie zu gravierenden Beziehungskrisen führen. Gerade in offenen oder polyamoren Beziehungen, wo die Dynamiken vielfältiger und vielleicht auch komplexer sind, kann Eifersucht als Signal dienen, das uns dazu auffordert, tiefer in unsere eigenen Bedürfnisse und Ängste zu blicken: Was brauchen wir wirklich und wovor haben wir Angst?

Düfte als Verbündete: Navigieren durch die Wellen der Eifersucht

In der unteren Tabelle findest du Düfte, die dich aus der Eifersucht holen und wieder in deine Mitte bringen. Sie stärken dein Selbstbewusstsein und heilen dein verletztes Herz.

Indem wir uns erlauben, mithilfe dieser Düfte einen Moment der Ruhe zu finden, können wir Eifersucht nicht als Feind, sondern als Lehrer sehen – einen, der uns dazu auffordert, tiefer in unsere Beziehungen zu schauen, unsere Kommunikation zu verbessern und letztendlich ein bewussteres emotionales Leben zu führen.

Eifersucht annehmen: Ein erster Schritt zur emotionalen Freiheit

Eifersucht war mir bis zu meiner Poly-Beziehung recht fremd. Da mir Freiheit ein extrem wichtiger Wert in meinem Leben

DÜFTE, DIE EMOTIONSWELLEN GLÄTTEN

Bergamotte *Citrus bergamia*	hat die Fähigkeit, Licht in dunkle Momente zu bringen. Sie hilft, Gefühle von Melancholie und Schwermut zu vertreiben, und fördert positive Gedanken.
Mandarine *Citrus reticulata*	harmonisiert durch Gefühle von Geborgenheit und Wärme. Sie ermöglicht das spielerische Erforschen der eigenen Gefühlswelt.
Orange *Citrus sinensis*	stärkt das Selbstvertrauen und hilft, Mitfreude für den Partner zu entwickeln.
Rose *Rosa damascena*	wird oft als „Öl des Herzens“ beschrieben. Es unterstützt dabei, emotionale Wunden zu heilen, und öffnet das Herz für Selbstliebe sowie Verständnis für andere.
Ylang-Ylang *Cananga odorata*	wirkt ausgleichend auf Herz und Gefühle. Es hilft, Spannungen und Stress, die oft mit Eifersucht einhergehen, abzubauen, und fördert ein Gefühl von Frieden und Entspannung.

REZEPT: ROLL-ON „EIFERSUCHTSBÄNDIGER“

- 5 Tropfen Orange
- 4 Tropfen Mandarine
- 3 Tropfen Bergamotte
- 2 Tropfen Ylang-Ylang
- 6 Tropfen Rose in Jojoba (10 %ig)
- 4 Tropfen Vetiver
- 9 ml Jojoba

Herstellung und Verwendung

Die ätherischen Öle mit dem Jojoba vermischen und in einen 10-ml-Roll-On einfüllen und bei starken Emotionen auf den Puls oder hinter den Ohren auftragen.

ist, habe ich mir auch gar nicht erlaubt, eifersüchtig zu sein. Die schlimmste Vorstellung war für mich, dass ich eines Tages die Nudelholz schwingende, eifersüchtige Ehefrau werde, die ihrem Ehemann hinter der Tür auflauert und einem Verhör unterzieht, wo er denn so spät herkomme.

In der Poly-Zeit wurde mein freiheitsschenkender Geist einer harten Probe unterstellt. Natürlich hatte ich mit großer Verlustangst zu tun. Was passiert, wenn Alfred und Jasmines Beziehung noch enger wird und er sich dann irgendwann für sie entscheidet? Ich wachte mit Argusaugen über jedes Zeichen von vermehrter Vertrautheit zwischen den beiden. Du kannst dir vorstellen, wie anstrengend das war, und gebracht hat es natürlich nichts. Ich fing an, mich mit Jasmine zu vergleichen, und in meinem schlechten Zustand schnitt ich dabei nicht gerade gut ab. Mein Selbstbewusstsein ging mehr und mehr den Bach runter. Es wurde Zeit, dass ich mich mit dem Thema Eifersucht auseinandersetzte. Was mir geholfen hat, möchte ich hier mit dir teilen.

Eifersucht ist ein vielschichtiges Geflecht aus Emotionen und den daraus entstehenden Gefühlen. Angst, Unsicherheit, Traurigkeit, Wut, Neid, Enttäuschung, Scham, Ohnmacht – all das kann sich hinter der Eifersucht verbergen. Deshalb ist sie manchmal gar nicht eindeutig zu erkennen.

Mein Tipp, um mit Eifersucht klarzukommen: Nimm sie an! Kämpfe nicht dagegen, sondern schau dir deine schlechten Gefühle genau an. Sie sind ein Teil von dir und du solltest versuchen, sie zu verstehen. Sag also „Hallo“ und vielleicht sogar „Danke“ zur Eifersucht.

Es ist hilfreich zu akzeptieren, dass Eifersucht einfach zu unseren Gefühlen gehört. Anstatt zu versuchen, sie loszuwerden, ist es besser, zu verstehen, dass wir solche Gefühle nicht einfach abschalten können. Wenn wir versuchen, gegen Eifersucht anzukämpfen, machen wir es uns nur schwerer. Gefühle kommen immer zusammen – wenn wir glücklich in der Liebe sein wollen, müssen wir auch die Angst vor Verlust akzeptieren.
Wenn ich Eifersucht akzeptiere, fange ich an, sie besser zu verstehen. Ich kann genau sagen, was ich fühle und warum ich mich so fühle – ob aus Angst, Sorge, oder weil ich hart zu mir selbst bin. Ich kann all diese schweren Gedanken ansehen, und wenn ich darüber spreche, muss ich das nicht alles alleine tragen.

WUT ALS KRAFT VERSTEHEN

Wut ist ein heikles Thema, denn sie wird in der Gesellschaft weniger akzeptiert als beispielsweise Traurigkeit. In meinem Elternhaus wurde sie daher stets unter den Teppich gekehrt – es gehörte sich schlichtweg nicht. Ich habe dann auch gedacht, dass es Wut in meinem Emotionsspektrum schlichtweg nicht gibt. Doch Pustekuchen! Alfred und Jasmine schafften es regelmäßig, meine Wut brodeln und mich explodieren zu lassen.

Warum werden wir eigentlich wütend? Wütend zu sein, ist nicht nur schlecht. Wut kann helfen, die eigenen Bedürfnisse durchzusetzen. In Beziehungen und besonders in offenen und polygamen Beziehungen geht es darum, die Bedürfnisse mehrerer Menschen unter einen Hut zu bekommen. Je mehr Menschen mit ihren eigenen Geschichten beteiligt sind, umso schwieriger wird es, die eigenen Bedürfnisse nicht untergehen zu lassen. Dabei ist dies essenziell.
Meine Wut half mir, meine Gefühle wahrzunehmen, meine Grenzen zu erkennen und mich somit selbst besser kennenzulernen. Letztendlich bin ich sowohl Alfred als auch Jasmine dankbar, dass sie mir geholfen haben, meine Wut anzunehmen und ihre Botschaft zu verstehen.

Eifersucht baut Mauern, wo eigentlich Nähe gesucht wird.

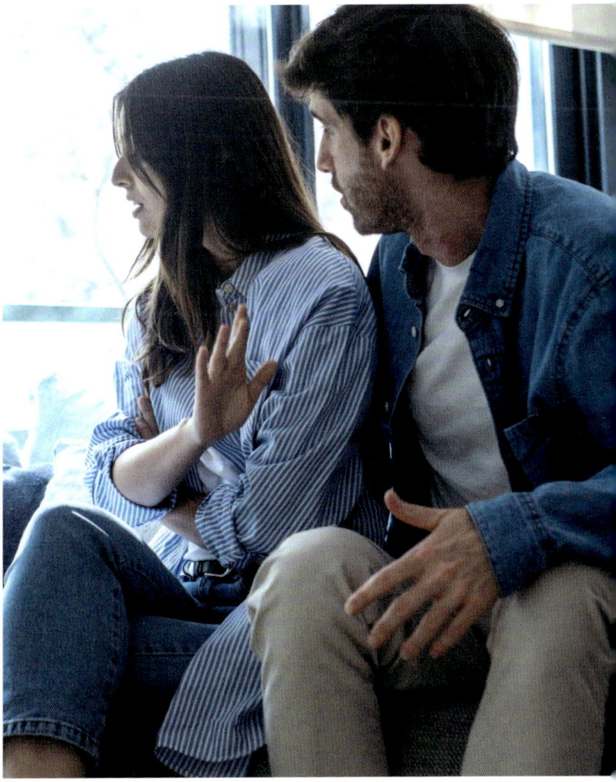

Doch was, wenn die Wut mit dir Schlitten fährt? Wenn sie alles beherrscht und kein klarer Gedanke mehr möglich ist? In diesem Fall gelingt es uns nicht mehr, höflich oder wertschätzend zu bleiben. Wir verletzen uns und andere. Dann gilt es zu handeln und die Emotion in eine konstruktive Kraft zu wandeln. Dabei können uns die ätherischen Öle wunderbar unterstützen. Hier eine Auswahl an Düften, die helfen können, deine Wut zu transformieren:

DÜFTE, DIE WUT TRANSFORMIEREN

Atlas-Zeder *Cedrus atlantica*	verwandelt Wut in schwungvolle Schaffenskraft, verleiht Mut, den ganz eigenen Weg zu gehen.
Grapefruit *Citrus paradisi*	stoppt Schuldzuweisungen, richtet den Blick auf die positiven Seiten der Situation.
Kardamom *Elettaria cardamomum*	besänftigt gereizte Nerven, schafft wieder Boden unter den Füßen und Abstand zum Trigger der Situation
Lavendel *Lavandula angustifolia*	hilft, stressvolle Gedanken loszuwerden.
Palo Santo *Bursera graveolens*	lässt die Wut verrauchen, hilft, wieder klare Gedanken zu fassen, Lösungen fürs Problem zu finden.

DUFTREZEPT: AURASPRAY IM ZERSTÄUBER

- 14 Tropfen Grapefruit
- 4 Tropfen Pfefferminz
- 4 Tropfen Lavendel
- 3 Tropfen Thymian Linalool
- 4 Tropfen Kardamom
- 4 Tropfen Atlas-Zeder
- 2 Tropfen Palo Santo
- 2 Tropfen Zypresse
- 15 ml Bioweingeist (96 %ig)
- 30 ml destilliertes Wasser

Herstellung und Verwendung

Alle Zutaten in einen 50-ml-Zerstäuber aus Blauglas füllen und gut schütteln. Bei überwältigender Wut in die Aura oder den Raum sprühen und sich von den zarten Düften beruhigen lassen.

SOS – ACHTSAMKEITSÜBUNG GEGEN EIFERSUCHT

Durch Achtsamkeit begegnen wir den inneren Stürmen, ohne Widerstand zu leisten. Wir beobachten und fühlen sie, ohne uns von ihnen überwältigen zu lassen. Bald beruhigt sich das Auf und Ab, die Wellen glätten sich, und unser Bewusstsein – wie ein ruhiges Meer – wird zu einem Zufluchtsort des Friedens und der Sicherheit, wo wir ganz bei uns selbst sind.

Vorbereitung:
Stelle sicher, dass du für einige Minuten ungestört bist. Entspanne dich auf deiner Sitz- oder Liegeunterlage und atme fünfmal tief ein und wieder aus, um dich auf die Übung einzustimmen. Es kann helfen, die Augen zu schließen oder den Blick verschwimmen zu lassen.

Körperliche Wahrnehmung:
- Beginne, deinen Körper zu spüren, von den Zehen bis zum Kopf.
- Nimm die Berührungspunkte wahr: Füße auf dem Boden, Kontakt mit dem Stuhl, Druck in Bauch und Brust.
- Spüre deinen Rücken, Schultern (sind sie entspannt?), Kopf (schwer oder leicht?), Gesicht, Arme und Hände.
- Beobachte, ob du Wärme, Kühle, Spannungen oder Schmerzen fühlst. Lass alles so sein, wie es ist, ohne zu urteilen.

Gefühle achtsam wahrnehmen:
- Erkenne, welche Emotionen präsent sind. Begrüße sie: „Ja, ihr seid willkommen."
- Wie fühlst du dich wirklich? Versuche, die Emotionen zu beschreiben, ohne sie zu bewerten.
- Wenn Widerstand gegen die Übung auftaucht, akzeptiere auch das.
- Beobachte die Gefühle und ihre Veränderungen, ohne von Gedanken abgelenkt zu werden. Falls Gedanken kommen, verschiebe sie auf später und konzentriere dich wieder auf das Jetzt.

Abschluss:
Atme zum Abschluss der Übung dreimal tief ein und aus, öffne langsam die Augen oder fokussiere deinen Blick und kehre langsam in den Alltag zurück.

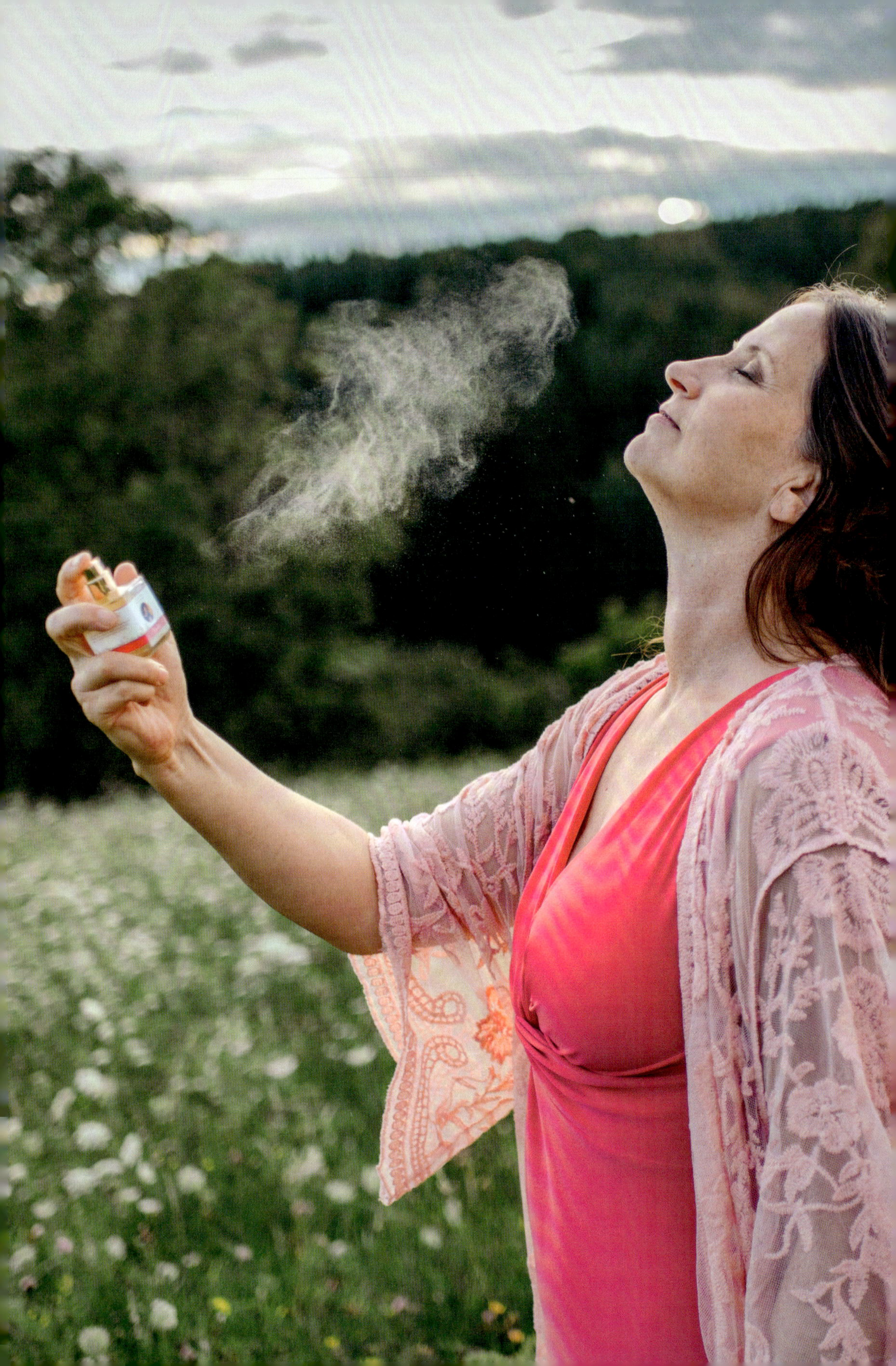

KAPITEL 6

GUTE KOMMUNIKATION – IN ALLEN BEZIEHUNGEN

Tauche ein in die Kunst der Kommunikation, entdecke Techniken für erfolgreiche Gespräche und erfahre, wie du mit kleinen Übungen und duftenden Rezepten deine Beziehungen vertiefen kannst.

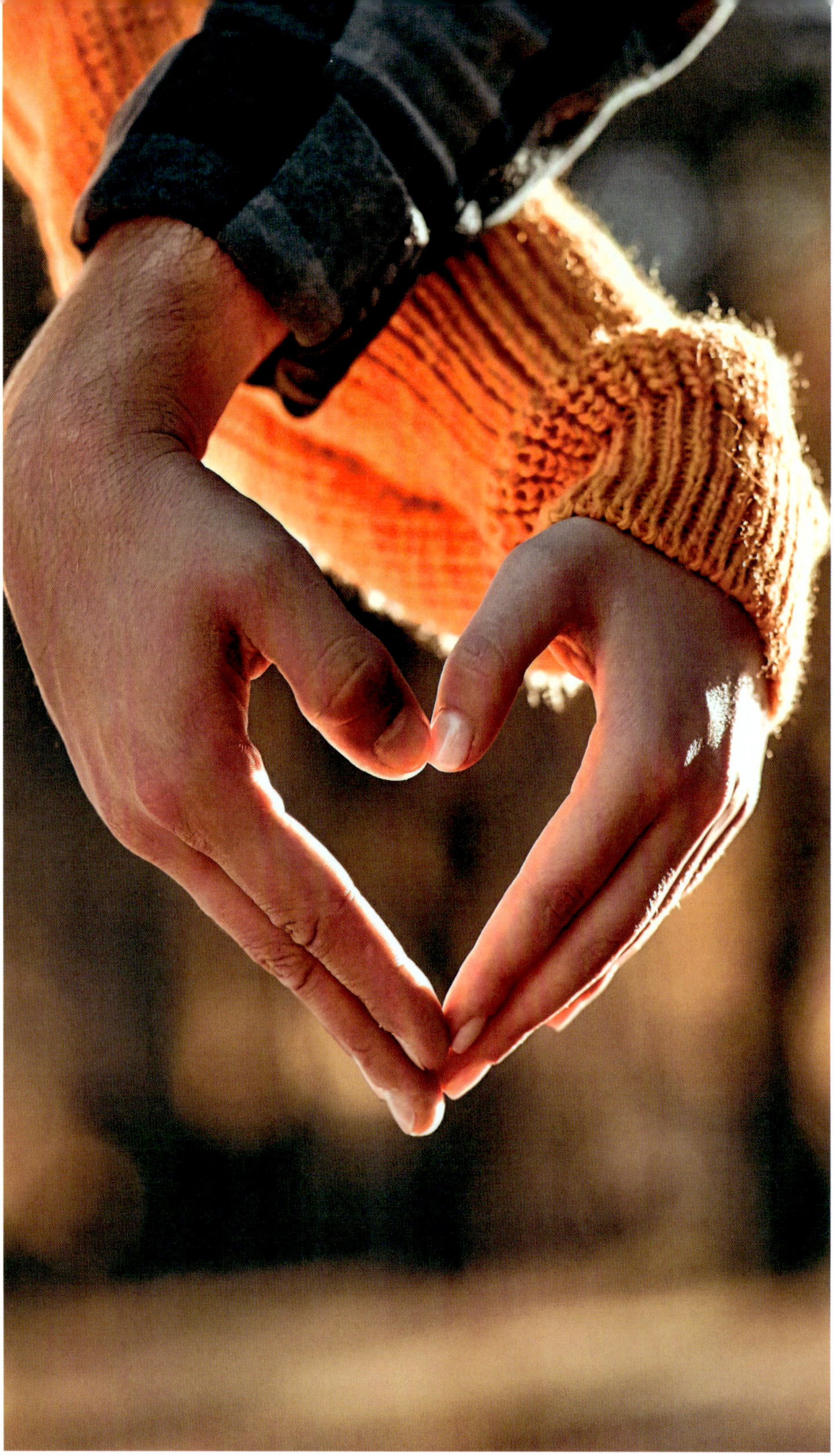

Dialog des Herzens: Der Schlüssel zu starken Beziehungen

Kommunikation ist das Herzstück jeder Beziehung. Sie verbindet uns miteinander, ermöglicht Verständnis und schafft Nähe. Doch Kommunikation ist weit mehr als nur der Austausch von Worten. Sie ist die Brücke zwischen unseren Gedanken und Gefühlen und denen der Menschen, die uns wichtig sind. Wenn wir klar und offen kommunizieren, können wir Missverständnisse vermeiden, Konflikte lösen und die Beziehung zu unserem Gegenüber vertiefen.

> *Das Gespräch ist die Ehe der Seelen.*
> VOLTAIRE

In diesem Kapitel werden wir uns auf eine Reise durch die verschiedenen Aspekte der Kommunikation begeben. Obwohl der Fokus dieses Buches auf den Liebesbeziehungen liegt, möchte ich dieses Kapitel der Kommunikation in allen Beziehungen widmen. Wertschätzende und achtsame Kommunikation ist der Schlüssel zu gegenseitigem Verständnis und stärkt zwischenmenschliche Beziehungen. Denn nur, wenn wir lernen, richtig zu kommunizieren, werden wir auch gehört. Durch die bewusste Kommunikation lernen wir auf unsere Gefühle und Bedürfnisse zu hören und lernen diese besser zu vermitteln. Achtsame Worte fördern ein harmonisches Miteinander und helfen, Konflikte respektvoll zu lösen. Wir werden also erkunden, wie wir unsere Beziehungen – sei es zu unseren Partnern, unseren Kindern, Freunden oder Kollegen – durch eine bewusste und achtsame Kommunikation stärken können. Dabei ist es wichtig zu verstehen, dass jede Form der Beziehung ihre ganz eigenen Herausforderungen mit sich bringt, und genau hier setzt die Kraft der richtigen Kommunikation an.

In der Hektik des Alltags wird die Bedeutung der Kommunikation oft unterschätzt. Doch gerade in den kleinen Momenten des Austauschs liegt die Möglichkeit, Vertrauen zu schaffen, sich besser zu verstehen und tief verbunden zu fühlen. Kommunikation ist nicht nur das gesprochene Wort, sondern auch das Zuhören, das Einfühlen und das Bewusstsein für die nonverbalen Signale, die wir senden und empfangen.

In diesem Kapitel möchte ich dir nicht nur theoretisches Wissen vermitteln, sondern dich auch dazu einladen, neue Wege der Kommunikation auszuprobieren. Mit kleinen Übungen und duftenden Rezepten kannst du den Alltag mit frischen Impulsen bereichern und deine Beziehungen auf eine neue Ebene bringen. Lass uns gemeinsam erkunden, wie wir durch bewusste Kommunikation nicht nur unsere Beziehungen, sondern auch unser eigenes Glück stärken können.

DIE KUNST DES AKTIVEN ZUHÖRENS

Aktives Zuhören ist der Schlüssel zu tieferem Verständnis und stärkeren Verbindungen in jeder Beziehung. Es geht nicht nur darum, die Worte des anderen zu hören, sondern wirklich zuzuhören – mit dem Herzen, nicht nur mit den Ohren. Wenn wir uns die Zeit nehmen, unserem Gegenüber aufmerksam und wertschätzend zu lauschen, schenken wir ihm das Gefühl, gesehen und gehört zu werden. Das schafft Vertrauen und hebt die Beziehung auf eine ganz neue Ebene.

> *Wirkliches Zuhören bedeutet, sich selbst zurückzunehmen und ganz beim anderen zu sein.*
> UNBEKANNT

Oft neigen wir dazu, schon während unser Gegenüber spricht, im Kopf die eigene Antwort vorzubereiten. Doch wahres Zuhören bedeutet, sich voll und ganz auf die Worte des anderen einzulassen, ohne sie zu bewerten oder sofort zu reagieren. Durch diese Art des Zuhörens schaffen wir Raum für echte Begegnungen und Verständnis.

In meiner Beziehung zu Alfred haben wir schon früh damit angefangen, uns solche Räume des aktiven Zuhörers zu schaffen. Wir haben uns ein Mal pro Woche für eine Stunde zu einem Zwiegespräch verabredet. In diesem Gespräch wechselten wir uns jede Viertelstunde ab, jeder bekam zweimal 15 Minuten Redezeit und wir erzählten uns, was uns gerade bewegt. In den aufregenden vier Jahren der Polyamorie und auch in der anschließenden Trennungsphase hat uns das geholfen, gute Wege miteinander zu finden, in denen sich ein jeder gesehen und verstanden fühlt.

WORTE DER LIEBE: SO GELINGT PAAR-KOMMUNIKATION

Die Kommunikation in einer Paarbeziehung ist das lebendige Herzstück für Ver-

ÜBUNG: AKTIVES ZUHÖREN

Setze dich mit deinem Partner, einem Freund oder einem Familienmitglied zusammen. Vereinbart, dass jeder von euch fünf Minuten sprechen darf, ohne unterbrochen zu werden. Während der andere spricht, hörst du aktiv zu, ohne zu kommentieren oder zu unterbrechen. Konzentriere dich ganz auf die Worte und die Emotionen, die hinter den Worten liegen. Nach den fünf Minuten fasst du zusammen, was du gehört hast, und überprüfst, ob du alles richtig verstanden hast. Wechselt dann die Rollen.

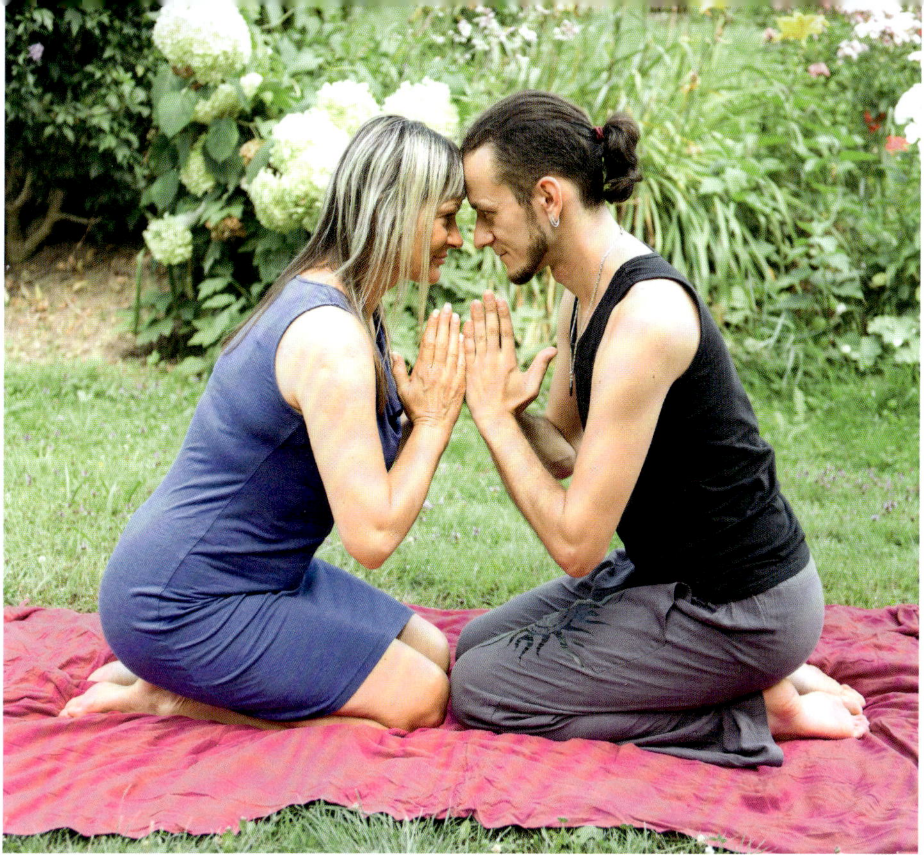

Sich voreinander verneigen ist ein Symbol für gegenseitiges Verstehen und Verbundenheit.

trauen, Nähe und tiefes Verständnis. Offene und ehrliche Gespräche sind der Schlüssel, um eine starke und liebevolle Verbindung zu deinem Partner aufzubauen und zu pflegen. Wenn ihr miteinander sprecht, geht es nicht nur darum, nüchterne Informationen auszutauschen, sondern auch darum, euch auf einer emotionalen Ebene zu begegnen. Das bewusste Teilen von Gedanken, Gefühlen und Wünschen stärkt eure Verbundenheit zueinander und schafft einen Raum für gemeinsames Wachstum.

Es ist weniger die Hand, die uns verletzt, als das Wort.
PUBLILIUS SYRUS

In jeder Beziehung gibt es Momente, wo ihr anderer Meinung seid und Spannung in der Luft liegt. Diese Spannungen sind keine Bedrohung, sondern eine wertvolle Chance, die Beziehung zu vertiefen. Konstruktive Kommunikation bedeutet, sich in solchen Momenten nicht von aufwühlenden Emotionen leiten zu lassen, sondern respektvoll und geduldig aufeinander zuzugehen. Es geht darum, zuzuhören, statt nur zu reagieren, und das Bedürfnis hinter dem Konflikt zu erkennen. Oft liegt der Kern des Streits in einem unerfüllten Wunsch nach mehr Anerkennung oder Liebe. Indem ihr diese Bedürfnisse erkennt und ansprecht, könnt ihr Konflikte in eine Chance für tiefes Verständnis

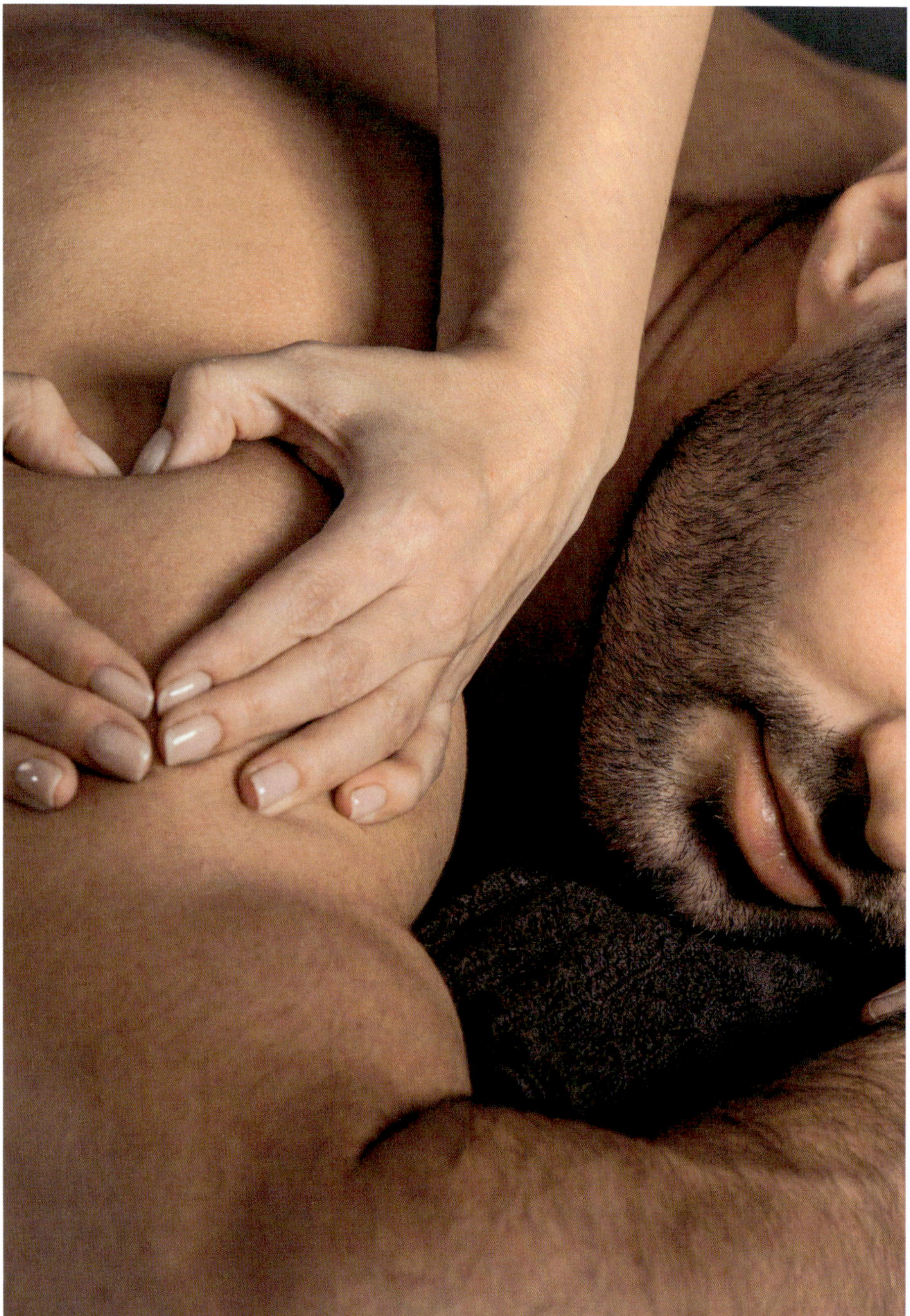

Mit sanften Händen den Weg zu einem offenen Gespräch ebnen.

MASSAGEÖL-REZEPT: NACKENSCHMEICHLER

- 2 Tropfen Bergamotte
- 1 Tropfen Lavendel
- 1 Tropfen Jasminum sambac oder Ylang-Ylang
- 2 Esslöffel Trägeröl (Mandelöl, Jojoba oder Aprikosenkernöl)

Herstellung und Verwendung

Mische die ätherischen Öle mit dem Trägeröl und massiere sie sanft und intuitiv in den Nacken deines Partners oder deiner Partnerin ein.

und Verbundenheit verwandeln. Die gewaltfreie Kommunikation nach Rosenberg ist eine sehr gut geeignete Methode, um Bedürfnisse zu kommunizieren. Mehr dazu kannst du auf den nächsten Seiten erfahren.

Und natürlich können auch ätherische Öle eine wunderbare Unterstützung sein, um die Kommunikation in der Beziehung zu fördern. Lavendel und Bergamotte helfen, eine beruhigende und friedliche Atmosphäre zu schaffen, in der Gespräche leichter und offener geführt werden können. Ylang-Ylang und Jasminum sambac verstärken die Intimität und das Gefühl der Verbundenheit, indem sie das Herz öffnen und die Sinne beleben. Ein paar Tropfen dieser kostbaren Öle im Diffuser oder als Massageöl in einer liebevollen Nackenmassage zur Einstimmung können Wunder wirken und eine harmonische Basis für eure Gespräche schaffen.

Wenn ihr lernt, offen und ehrlich miteinander zu kommunizieren und Konflikte als Chance für Wachstum zu sehen, könnt ihr eure Beziehung auf eine tiefere Ebene bringen. So schafft ihr eine Partnerschaft, die auf Vertrauen, Respekt und tiefer Liebe basiert und euch beide stärkt.

OFFEN UND EHRLICH: DIE ELTERN-KIND-KOMMUNIKATION

Die Kommunikation zwischen Eltern und Kindern bildet das Fundament für Vertrauen, Sicherheit und eine gesunde Entwicklung für das Kind. Wenn Eltern offen und ehrlich mit ihren Kindern sprechen, schaffen sie eine starke Bindung. Kinder brauchen das Gefühl, dass sie jemand hört und versteht. Das gibt ihnen die Sicherheit, ihre Gedanken und Gefühle frei auszudrücken. Wenn Kinder spüren, dass man sie wirklich wahrnimmt, können sie sich voll entfalten und ihr wahres Potenzial entwickeln. In einem vertrauensvollen Umfeld mit guter Kommunikation wachsen sie mit dem Selbstbewusstsein auf, ihre Träume zu verfolgen und neue

DIFFUSERREZEPT: HARMONISCHE KOMMUNIKATION

Setze diese Diffuser-Mischung bei deinen Gesprächen ein, um eine harmonischere Atmosphäre zu schaffen und effektiver die verschiedenen Bedürfnisse aller Beteiligten zu klären. Diese Mischung verleiht spielerische Leichtigkeit, lockert festgefahrene Gespräche auf, fördert klare Kommunikation und gegenseitiges Verständnis, während sie gleichzeitig beruhigt und erdet.

- 4 Tropfen Mandarine rot
- 3 Tropfen Lavendel
- 1 Tropfen Muskatellersalbei
- 1 Tropfen Atlas-Zeder

Verwendung

Träufle die ätherischen Öle in einen Diffuser und lass den Duft beim Gespräch wirken.

Offene Kommunikation beginnt mit einer Hand, die Vertrauen schenkt.

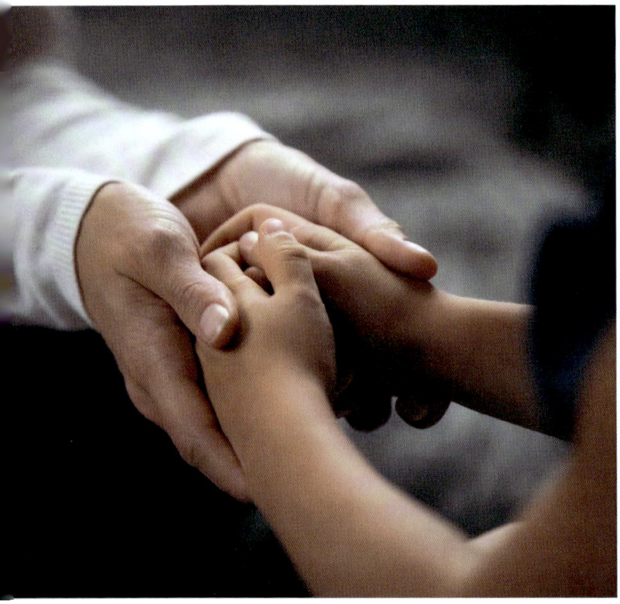

Wege zu gehen. Alles scheint möglich, wenn sie von klein auf lernen, dass ihre Stimme zählt und ihre Gefühle wichtig sind.

> *Kinder müssen mit den Erwachsenen sehr viel Nachsicht haben.*
> ANTOINE DE SAINT-EXUPÉRY

Ich bin mit dem Spruch aufgewachsen: „Kinder sind ruhig, wenn Erwachsene reden." Das hat nicht gerade dazu geführt, dass ich mich gehört fühlte. Erst später, im Teenageralter, wagte ich, mir Gehör zu verschaffen, wenn ich etwas sagen wollte. Die Art der Kommunikation unterscheidet sich je nach Alter des Kindes. Bei Kleinkindern ist es besonders wichtig,

DREI TIPPS FÜR EINE BESSERE ELTERN-KIND-KOMMUNIKATION

Aktiv zuhören: Schenke deinem Kind volle Aufmerksamkeit. Zeige ihm, dass du es wertschätzt, indem du Blickkontakt hältst und bestätigend nickst. Wiederhole, was du gehört hast, um sicherzustellen, dass du es richtig verstanden hast.

Gefühle teilen: Sprich offen über deine eigenen Gefühle, um deinem Kind zu zeigen, dass es in Ordnung ist, über Emotionen zu sprechen. Das fördert eine Kultur des offenen Austauschs und macht es deinem Kind leichter, über seine eigenen Gefühle zu reden.

Ruhige Momente nutzen: Wähle ruhige Zeiten für wichtige Gespräche. Kinder reagieren empfindlich auf die Stimmung ihrer Eltern. Wenn du selbst ruhig und gelassen bist, öffnet sich auch dein Kind leichter.

Ätherische Öle können Ruhe und Vertrauen fördern und so die Kommunikation zwischen Eltern und Kindern unterstützen. Insbesondere Mandarinenöl hebt die Stimmung und bringt spielerische Leichtigkeit in die Gespräche. Kinder lieben den Duft von Mandarine, da er das Gefühl von Geborgenheit und wohliger Entspannung hervorruft. Versuche doch, beim nächsten Gespräch sechs Tropfen Mandarine in einen Diffuser oder eine Duftlampe zu geben, und nimm wahr, wie der Duft eine offene, liebevolle Kommunikation unterstützt.

auf ihre einfachen Worte und ihre Körpersprache zu achten. Sie drücken ihre Bedürfnisse oft durch Mimik und Gestik aus. Geduld und Wiederholung helfen ihnen, sich verstanden zu fühlen. Einfache, klare Sätze und liebevolle Rückmeldungen geben Kleinkindern die Sicherheit, die sie brauchen, um sich emotional und sprachlich zu entwickeln.

Bei Teenagern verändert sich die Kommunikation, da sie beginnen, Unabhängigkeit zu suchen und eigene Meinungen zu bilden. Hier ist es wichtig, ihnen Raum für ihre Gedanken und Gefühle zu geben, ohne sofort zu urteilen oder zu kritisieren. Teenager schätzen es, wenn sie und ihre Gefühle ernst genommen werden und in Entscheidungen einbezogen werden. Offene Fragen und aktives Zuhören zeigen ihnen, dass ihre Ansichten respektiert werden, was das Vertrauen stärkt und die Beziehung vertieft.

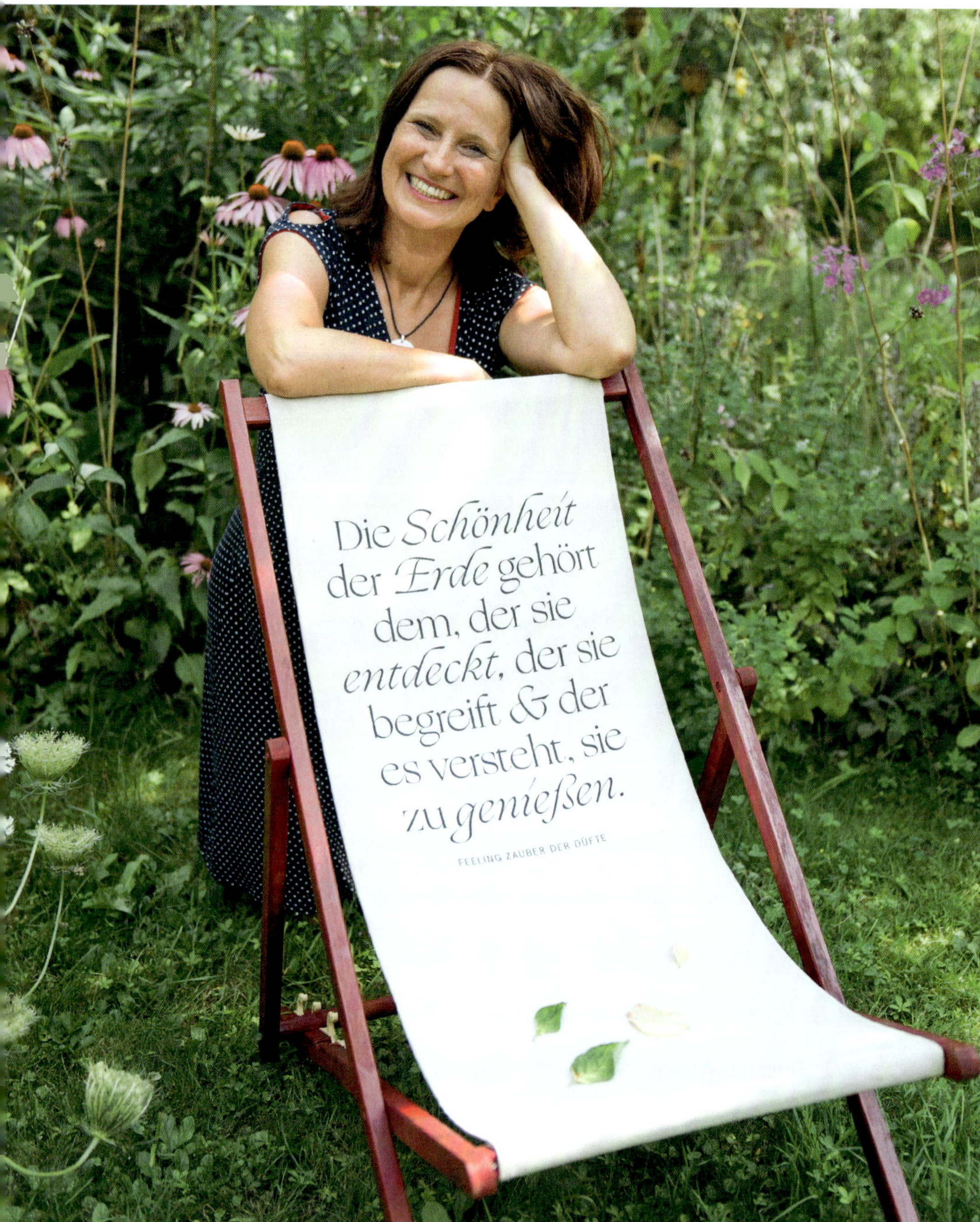
Die Schönheit
der Erde gehört
dem, der sie
entdeckt, der sie
begreift & der
es versteht, sie
zu genießen.
FEELING ZAUBER DER DÜFTE

Dieser Stuhl war ein Geschenk der Lieblingsöle-Firma feeling.

DIE GEWALTFREIE KOMMUNIKATION NACH MARSHALL ROSENBERG

Das Konzept der gewaltfreien Kommunikation wurde in den Siebzigerjahren von dem Psychologen und Mediator Marshall B. Rosenberg (1934–2015) entwickelt und machte ihn weltweit bekannt. Die gewaltfreie Kommunikation ist eine in ihrer Wirksamkeit erwiesene Methode, die es Partnern ermöglicht, einfühlsam und respektvoll miteinander zu sprechen. Diese Kommunikationsform legt den Fokus auf das gegenseitige Verständnis und die Bedürfnisse beider Partner. Anstatt zu kritisieren oder zu beschuldigen, geht es darum, ehrlich über die eigenen Gefühle und Wünsche zu sprechen, ohne den anderen zu verletzen.

Ich möchte dir kurz erklären, was die Prinzipien der gewaltfreien Kommunikation nach Rosenberg sind und wie du sie in deiner Beziehung einsetzen kannst. Ich lege dir auch Rosenbergs Buch *Gewaltfreie Kommunikation* (erschienen 2016 im Junfermann Verlag) ans Herz, von dem ich zusammenfasse.

Gewaltfreie Kommunikation basiert auf vier Schritten: Beobachten, Fühlen, Bedürfnisse ausdrücken und Bitten formulieren.

Zuerst beschreibst du, was du beobachtet hast, ohne zu bewerten. Dann teilst du deine Gefühle mit, die diese Beobachtung

ÜBUNG: GEWALTFREIE KOMMUNIKATION IM ALLTAG

Setzt euch als Paar zusammen und nehmt euch ein Thema vor, das euch beschäftigt. Jeder von euch formuliert in Ruhe die vier Schritte:

1. Beobachten: „Wenn ich sehe/höre, dass du …“
2. Fühlen: „Dann fühle ich mich …“
3. Bedürfnisse ausdrücken: „Weil ich das Bedürfnis habe nach …“
4. Bitten formulieren: „Könntest du bitte …“

Hört einander aufmerksam zu und versucht, die Bedürfnisse des anderen zu verstehen, ohne zu urteilen. Diese Übung hilft euch, eure Gefühle und Wünsche klar auszudrücken und eine liebevolle, respektvolle Kommunikation zu pflegen.

in dir ausgelöst hat. Im dritten Schritt benennst du die dahinter liegenden Bedürfnisse. Abschließend formulierst du eine Bitte, die konkret und erfüllbar ist. Diese Methode hilft dabei, Missverständnisse zu vermeiden und eine tiefere Verbindung zu schaffen.

Ich habe in meinen Beziehungen immer versucht, die gewaltfreie Kommunikation zu verwenden. Natürlich ist es mir nicht immer gelungen, aber wenn das Prinzip klar ist, dann wird mit jeder Auseinandersetzung die Kommunikation immer verständnisvoller und Streits weniger verletzend. Probiert es aus, es lohnt sich. Für die zusätzliche Unterstützung in diesem Prozess können dir ätherische Öle wie Sandelholz und Lavendel helfen, indem sie eine ruhige, friedliche Atmosphäre schaffen, in der sich beide Partner sicher und gehört fühlen.

Der Duft von Lavendel begleitet achtsame Kommunikation.

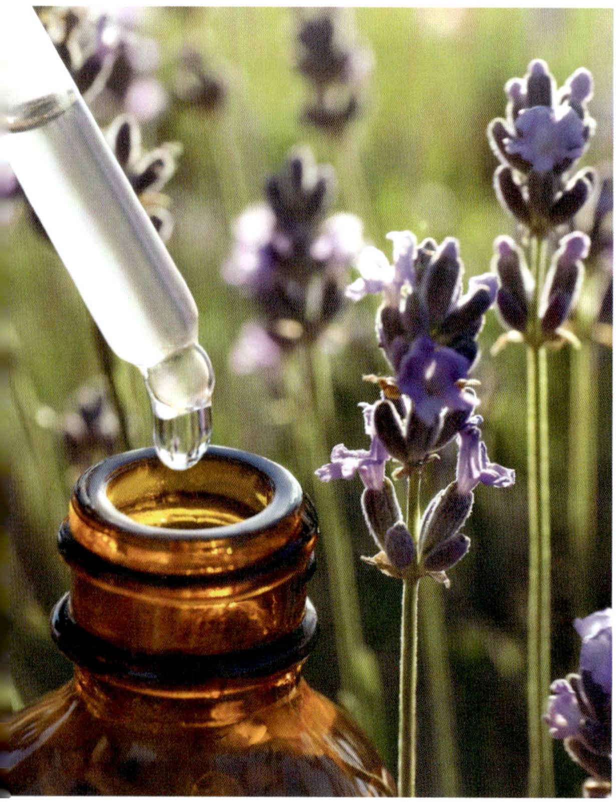

WAHRE FREUNDSCHAFT LEBT VON EHRLICHER KOMMUNIKATION

Freundschaften sind wertvolle Schätze in unserem Leben, und gute Kommunikation ist das Fundament, auf dem diese Beziehungen aufbauen. In einer Freundschaft geht es nicht nur darum, gemeinsame Interessen zu teilen, sondern auch darum, ehrlich und offen miteinander zu sprechen. Freundschaften erfordern eine Kommunikation, die von Verständnis, Vertrauen und Respekt getragen wird. Nur so können sie wachsen und auch in schwierigen Zeiten bestehen.

> *Ein Freund ist gleichsam ein anderes Ich.*
> CICERO

Manchmal gibt es jedoch Themen, die uns schwer auf dem Herzen liegen. Ob wir uns nun ungerecht behandelt fühlen und uns über den anderen ärgern oder ob es eine Sorge ist, die wir teilen möchten – es ist wichtig, diese Themen behutsam anzusprechen, ohne die Freundschaft zu belasten. Ein guter Ansatz ist es, das Gespräch in einem ruhigen Moment zu führen, in

DER GEFÄHRTE

Lavendel

Lavandula angustifolia

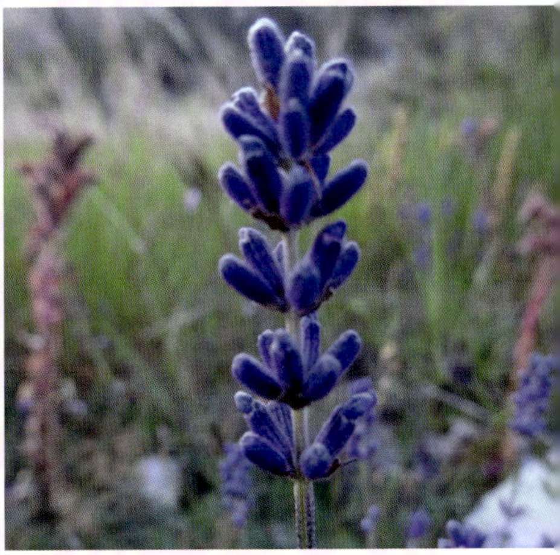

Lavendel ist ein wertvoller Begleiter, wenn es darum geht, in der Kommunikation authentisch und ehrlich zu sein. Es unterstützt dich dabei, deine wahren Gedanken und Gefühle klar auszudrücken, ohne die Angst vor Zurückweisung. Lavendel schafft eine Atmosphäre des Vertrauens und der Offenheit, die es ermöglicht, schwierige Gespräche mit Mut und Gelassenheit zu führen. Er hilft dabei, das Herz zu öffnen und sich auf tiefere, innige Verbindungen einzulassen. Besonders in Momenten, in denen das Gefühl der Unsicherheit oder Angst vorherrscht, verleiht Lavendel Selbstvertrauen und innere Stärke, um die Kommunikation auf eine liebevolle und ehrliche Ebene zu heben.

dem beide bereit sind, zuzuhören. Beginne das Gespräch mit positiven Aspekten, wie der Wertschätzung der Freundschaft, bevor du das eigentliche Thema ansprichst. So schaffst du eine wohlwollende Atmosphäre, in der auch schwierige Themen besprochen werden können, ohne dass sich der andere gleich angegriffen fühlt.

Ein Beispiel: Du hast das Gefühl, dass eine Freundin in letzter Zeit distanziert ist, und du möchtest das ansprechen. Statt direkt Vorwürfe zu machen, könntest du sagen: „Ich schätze unsere Freundschaft sehr und möchte, dass wir uns weiterhin so nah bleiben. Mir ist aufgefallen, dass wir uns in letzter Zeit weniger sehen, und das macht mich ein wenig traurig. Geht es dir genauso?“

Nimm dir Zeit, um einem Freund oder einer Freundin eine kleine, ehrliche Nachricht zu schreiben, in der du ausdrückst, was du an eurer Freundschaft schätzt. Es kann eine einfache SMS sein, in der du dich für die Unterstützung bedankst oder eine schöne Erinnerung teilst. Diese kleinen Gesten stärken das Band und erinnern euch beide daran, wie wertvoll eure Freundschaft ist.

WORTE, DIE WIRKEN: GELUNGENE KOMMUNIKATION AM ARBEITSPLATZ

Die Arbeit ist ein Ort, an dem wir nicht nur unsere Fähigkeiten einbringen, sondern wo wir auch tagtäglich mit unterschiedlichsten Menschen interagieren. Oft verbringen wir mehr Zeit mit Kolleginnen und Kollegen, Vorgesetzten oder Mitarbeitenden als mit unseren engsten Freunden oder der Familie. Doch im Gegensatz zu den Menschen, die wir bewusst in unser Leben einladen, bringt der Arbeitsplatz uns mit Persönlichkeiten zusammen, die wir uns nicht immer aussuchen können.

Manchmal entstehen daraus wertvolle Freundschaften und inspirierende Begegnungen. Doch ebenso kann es vorkommen, dass wir mit Menschen zu tun haben, deren Werte, Kommunikation oder Arbeitsweise nicht mit unseren eigenen harmonieren. Genau hier zeigt sich die Kunst der Kommunikation: Wie finden wir Wege, auch in schwierigen Situationen respektvoll und klar zu bleiben? Wie können wir am Arbeitsplatz Raum für Authentizität und Verbundenheit schaffen, ohne uns selbst zu verlieren?

Klar und respektvoll zu kommunizieren, ist deswegen im Job das A und O, um ein produktives und entspanntes Miteinander zu schaffen.

Insbesondere die Kommunikation auf verschiedenen Machtebenen kann sich als schwierig herausstellen. Doch wenn Angestellte und Vorgesetzte offen miteinander sprechen, entsteht Vertrauen und das Arbeitsklima verbessert sich. Missverständnisse lassen sich vermeiden, wenn beide Seiten klar und direkt sind. Aber gerade im Spannungsfeld der unterschiedlichen Machtebenen kann das eine echte Herausforderung sein.

> *Das Geheimnis des Erfolgs ist, den Standpunkt des anderen zu verstehen.*
> HENRY FORD

Feedback spielt dabei eine wichtige Rolle. Es bietet die Chance, Lob auszusprechen und gleichzeitig Verbesserungen aufzuzeigen. Aber Feedback muss gut formuliert und achtsam übermittelt werden, damit es motivierend wirkt. Dabei gilt: Kritik sollte immer konkret und lösungsorientiert sein, während Lob direkt und ehrlich ausgesprochen wird.

Beispiel für effektives Feedback von Chef zu Mitarbeiter:

Stell dir vor, ein Mitarbeiter hat ein Projekt erfolgreich abgeschlossen, doch es gab Verzögerungen, die hätten vermieden werden können. Ein Feedback könnte so aussehen:

„Ich möchte dir sagen, dass du hervorragende Arbeit beim Projekt X geleistet hast. Deine Ideen waren kreativ und haben das Team inspiriert. Mir ist jedoch aufgefallen, dass es bei der Zeitplanung Schwierigkeiten gab. Ich denke, dass wir in Zukunft noch besser werden können, wenn wir gemeinsam die Zeitplanung frühzeitig abstimmen. Was hältst du davon?“

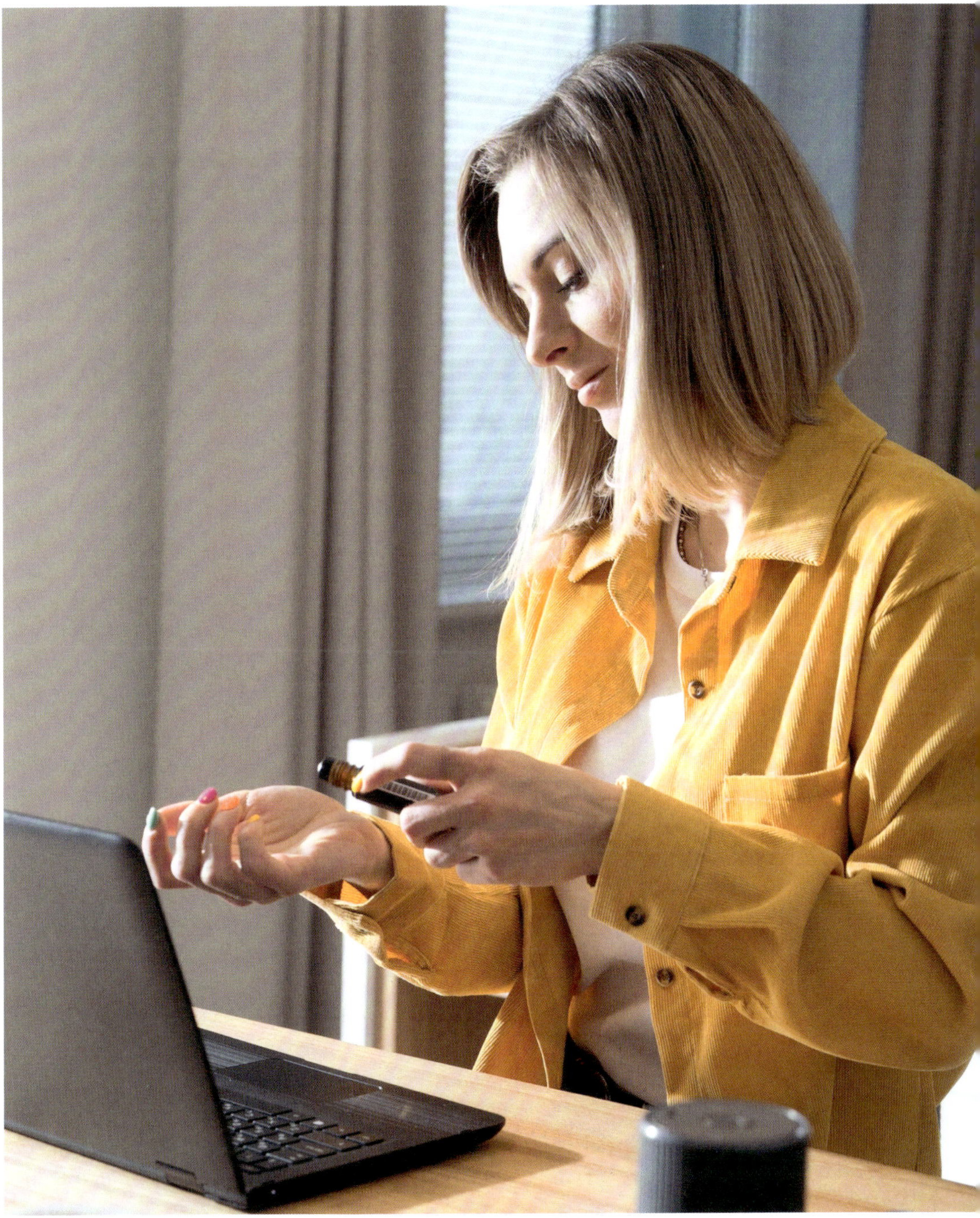

Düfte können dabei unterstützen, die richtigen Worte am Arbeitsplatz zu finden.

ÜBUNG: FEEDBACK GEBEN UND EMPFANGEN

Setzt euch als Team zusammen und übt das Geben und Empfangen von Feedback. Wählt ein Thema oder eine Aufgabe, bei der jeder Feedback gibt und erhält. Achtet darauf, dass das Feedback immer mit einer positiven Rückmeldung beginnt, dass es konstruktiv und konkret ist und mit einer gemeinsamen Lösungsfindung abschließt. Versucht, auch Feedback von den Kollegen anzunehmen, ohne sofort in die Defensive zu gehen. Diese Übung hilft, eine offene und respektvolle Feedbackkultur zu etablieren.

Dieses Feedback ist klar, positiv und lösungsorientiert. Es würdigt die Leistung des Mitarbeiters, spricht aber auch konstruktiv an, was verbessert werden könnte. Eine besondere Herausforderung ist natürlich auch das Äußern von Feedback von Mitarbeiter zu Chef.

Beispiel für effektives Feedback von Mitarbeiter zu Chef:
„Ich möchte gerne etwas mit Ihnen besprechen, das mir wichtig ist. Letzte Woche gab es den Termin mit dem Kunden X, den Sie leider verpasst haben. Dadurch sind wir in der Präsentation ins Stocken geraten, was die Situation für mich schwierig gemacht hat. Ich verstehe, dass es im Arbeitsalltag stressig sein kann, und ich schätze Ihre Unterstützung als meinen Vorgesetzten sehr. Es wäre für mich hilfreich, wenn wir solche Termine in Zukunft gemeinsam nochmal kurz vorher durchgehen könnten, um sicherzustellen, dass alles reibungslos läuft. Was halten Sie davon?“

Dieses Feedback ist respektvoll und lösungsorientiert. Der Mitarbeiter spricht das Problem direkt an, ohne Vorwürfe zu machen, und bietet gleichzeitig eine konstruktive Lösung an. Dadurch wird das Gespräch positiv gestaltet und die Beziehung zum Chef bleibt intakt.

Ätherische Öle können die Kommunikation im Arbeitsumfeld unterstützen. Zitrusöle wie Grapefruit und Zitrone fördern Klarheit und Konzentration, während Pfefferminze den Geist belebt und den Fokus schärft. Ein paar Tropfen dieser Öle im Diffuser oder auf einem Taschentuch können dazu beitragen, eine produktive und klare Atmosphäre im Büro zu schaffen, die Kommunikation und Effizienz fördert.

AUF DER RICHTIGEN WELLE SURFEN: EMOTIONEN IN DER KOMMUNIKATION

Emotionen sind die unsichtbaren Begleiter in jedem Gespräch. Sie beeinflussen nicht nur, wie wir reden, sondern auch, wie wir zuhören. Die Fähigkeit, Emotionen – sowohl die eigenen als auch die des Gegenübers – wahrzunehmen und zu verstehen, nennt man emotionale Intelligenz. Diese ist der Schlüssel für eine gelungene Kommunikation, denn wer seine Emotionen im Griff hat, statt von ihnen überrollt zu werden, kann Gespräche auf Augenhöhe führen.

> *Die größte Kunst ist, aus den Emotionen, die wir empfinden, die richtigen Worte zu formen.*
> UNBEKANNT

Emotionale Intelligenz hilft uns, auch in hitzigen Momenten einen kühlen Kopf zu bewahren und auf die eigentlichen Bedürfnisse hinter den Worten zu achten. Stell dir vor, dein Partner lässt zum hundertsten Mal die Socken auf dem Boden liegen. Anstatt gleich in die Luft zu gehen und ihn damit zu konfrontieren, könntest du sagen: „Liebster, ich fühle mich respektlos behandelt, wenn die Socken überall herumliegen. Jedes Mal ärgere ich mich darüber. Könntest du bitte daran denken, sie wegzuräumen?“ So könnt ihr das Thema lösen, ohne dass dein Partner gleich an die Decke geht und vielleicht gar nicht weiß, was du von ihm überhaupt willst.

Ein emotionales Gespräch zu führen, bedeutet, offen über das zu sprechen, was einen wirklich bewegt, ohne den anderen zu verletzen. Dabei hilft es, Ich-Botschaften zu verwenden, statt Vorwürfe zu machen. Also anstatt zu sagen: „Du lässt immer deine Socken rumliegen und das nervt!“ lieber: „Ich fühle mich gestresst, wenn überall Socken herumliegen, weil ich gerne Ordnung habe. Können wir uns darauf einigen, sie gleich in den Wäschekorb zu legen?“ So bleibt die Kommunikation respektvoll und klar und konstruktiv.

Ätherische Öle können diesen Prozess wunderbar unterstützen, indem sie das Herz öffnen und die Emotionen ins Gleichgewicht bringen. Ein bisschen wie ein Anker in stürmischen Gewässern:

Also, wenn's mal wieder hoch hergeht, nimm dir einen Moment, atme den Duft tief ein und denk dran: Die Socken sind es

DUFTREZEPT: GELASSENE KOMMUNIKATION IM RIECHSTIFT

- 2 Tropfen Bergamotte
- 1 Tropfen Rose bulgarisch
- 1 Tropfen Lavendel

Herstellung und Verwendung

Die ätherischen Öle in einen Riechstift geben und im Bedarfsfall einsetzen.

nicht wert, dass du dir den Tag vermiesen lässt. Surfe lieber auf der Welle der Emotionen, statt in ihrem Strudel unterzugehen.

DIE STILLE SPRACHE: WAS UNS KÖRPERSPRACHE VERRÄT

Nicht alles, was wir sagen, kommt in Worten daher. Unsere Körpersprache und Gesten sprechen oft viel lauter, als uns bewusst ist. Ein Lächeln, ein Nicken oder ein fester Händedruck – all das verrät viel über unsere innere Stimmung und unsere Einstellung zum Gegenüber. Manchmal sagt eine Umarmung mehr als tausend Worte, und ein abgewandter Blick kann mehr verletzen als jede harsche Kritik.
Zum Beispiel, wenn du mit verschränkten Armen dastehst, signalisiert das oft Verschlossenheit oder Ablehnung, auch wenn du verbal Zustimmung ausdrückst. Ein aufrechter Gang, offener Blick und entspanntes Lächeln hingegen zeigen Selbstbewusstsein und Offenheit. Nonverbale Kommunikation ist eine mächtige Ergänzung zu unseren Worten, die uns hilft, tieferes Verständnis und stärkere Verbindungen zu schaffen.

> *Körpersprache ist die Musik der Seele.*
> RAINER MARIA RILKE

Düfte können in dieser stillen Sprache eine wunderbare Rolle spielen. Sie schaffen eine Atmosphäre, die nonverbale Signale verstärkt und eine unsichtbare Brücke zwischen Menschen baut. Wenn du etwa Lavendel oder Ylang-Ylang in der Luft hast, schaffst du eine entspannte, vertrauensvolle Umgebung, in der sich Menschen auf natürliche Weise öffnen. Diese Düfte beruhigen und erden, was wiederum deine Körpersprache weicher und einladender wirken lässt.
Stell dir vor, du empfängst Gäste zu Hause und möchtest eine warme, herzliche Atmosphäre schaffen. Ein paar Tropfen Orangenöl und Tonkabohne im Diffuser, gepaart mit einem einladenden Lächeln und einer offenen Haltung, können Wunder wirken. So entsteht eine Stimmung der Geborgenheit, die jeder spürt, ohne dass ein Wort gewechselt werden muss.
Die Kunst der nonverbalen Kommunikation liegt darin, unsere Körpersprache bewusst einzusetzen und durch die richtigen Düfte zu unterstützen. So können wir Beziehungen auf einer tiefen, intuitiven Ebene stärken, in der Worte oft überflüssig werden.

SCHAFGARBE UND INTUITION: GESPRÄCHE MIT HERZ UND VERSTAND

Unsere Intuition ist ein leiser, aber kraftvoller Begleiter in der Kommunikation. Sie hilft uns, zwischen den Zeilen zu lesen, unausgesprochene Gefühle zu spüren und auf einer tieferen Ebene zu ver-

Im Duft liegt die Kraft, Botschaften ohne Worte zu vermitteln..

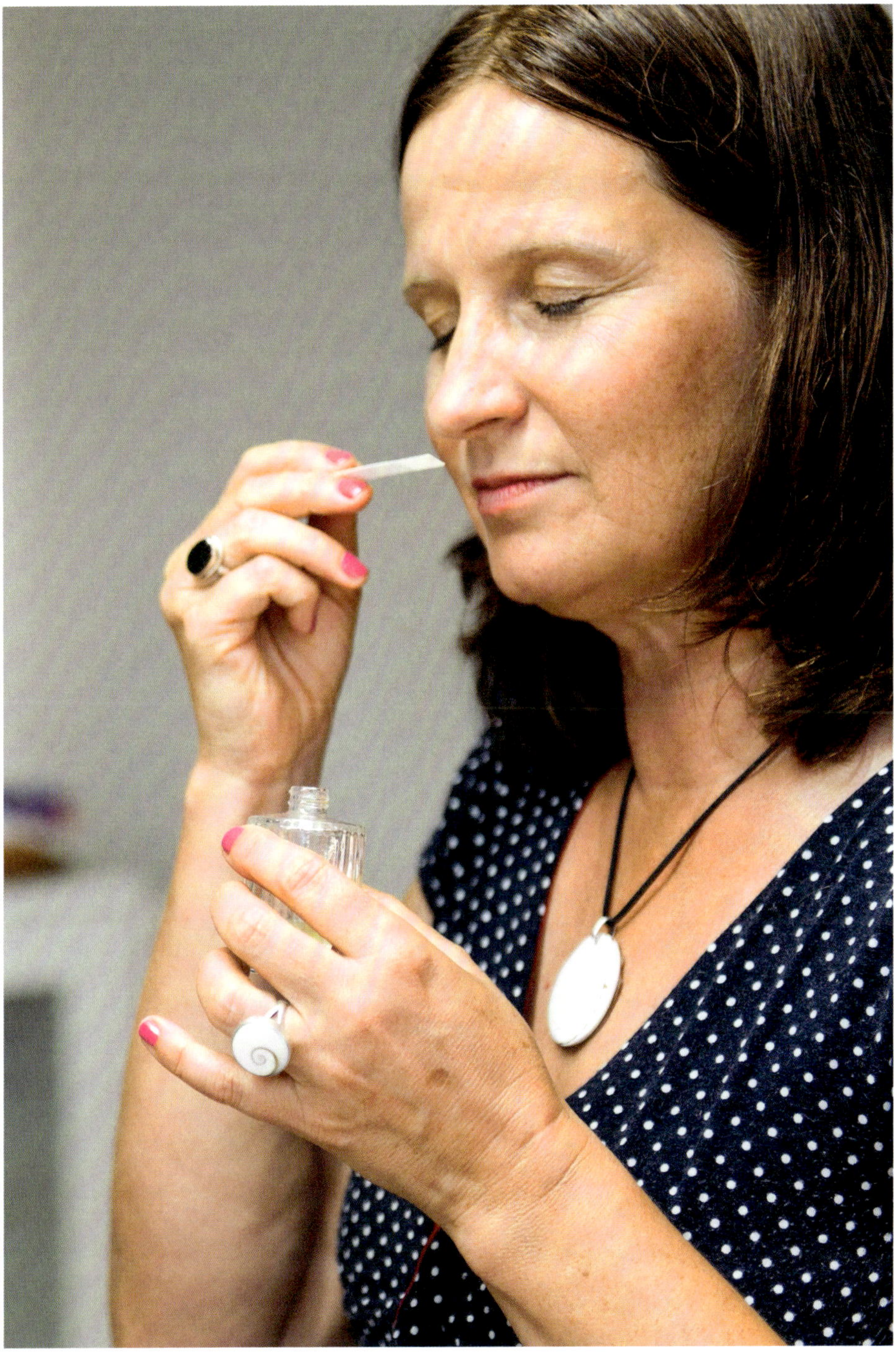

stehen, was unser Gegenüber wirklich bewegt. Wenn wir lernen, unserer Intuition zu vertrauen, können wir Gespräche nicht nur rational, sondern auch emotional und intuitiv führen.

> *Intuition ist das Gespür der Seele.*
> DIANA ZENZ

Die Balance zwischen Gefühl und Verstand ist dabei entscheidend. Es geht darum, nicht nur auf das Gesagte zu achten, sondern auch auf das, was uns unser inneres Gespür vermittelt.

Manchmal sagt uns der Verstand, dass alles in Ordnung ist, während das Bauchgefühl uns warnt. Diese innere Stimme zu hören und ihr zu folgen, kann uns in der Kommunikation helfen, Missverständnisse zu vermeiden und echte Verbindungen zu schaffen. Intuition ist wie ein stiller Fluss, der tief unter der Oberfläche fließt. Wenn wir lernen, auf diesen Fluss zu achten und ihm zu folgen, können wir in der Kommunikation nicht nur klug, sondern auch weise handeln. Es ist diese feine Balance zwischen Gefühl und Verstand, die uns hilft, wahrhaftige und bedeutungsvolle Verbindungen zu schaffen.

In meinen SeelenduftCoachings schaffe ich einen Raum für echte Verbindung.

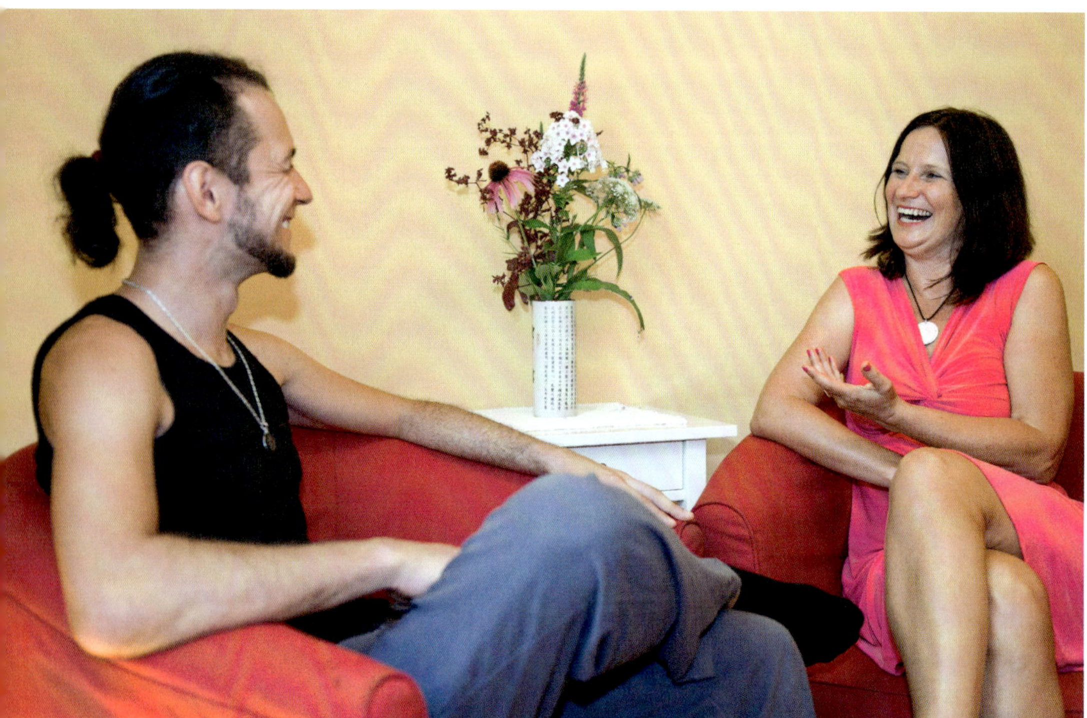

DIE INTUITIONSBEFREIERIN

Schafgarbe

Achillea millefolium

Das ätherische Öl der Schafgarbe kann das dritte Auge – das Zentrum der Intuition – öffnen. Mit ihrem warmen, krautigen Duft unterstützt sie dabei, die innere Stimme klarer wahrzunehmen und ihr zu vertrauen. Schafgarbe hilft, den Geist zu klären, fördert innere Weisheit und ermutigt, den Impulsen der Intuition zu folgen. Ein Tropfen ihres Öls auf die Stirn, in sanften kreisenden Bewegungen aufgetragen, kann vor einem schwierigen Gespräch helfen, den Zugang zur Intuition zu stärken. Diese Unterstützung hilft, das Gespräch nicht nur mit dem Kopf, sondern auch mit dem Herzen zu führen.

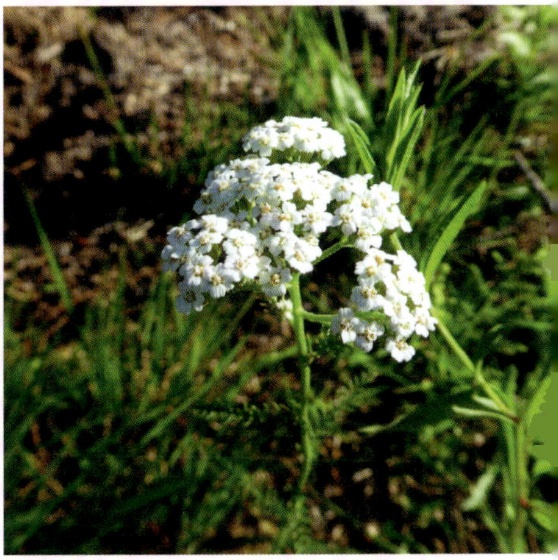

Ein wunderbarer Duft, der dich auf dem Weg zu einer stärkeren Intuition begleiten und unterstützen kann, ist die Schafgarbe:

In diesem Kapitel haben wir die wichtigsten Aspekte der Kommunikation in Beziehungen erkundet – von der nonverbalen Sprache über die Bedeutung von Emotionen bis hin zur Rolle der Intuition. Gute Kommunikation lebt von Offenheit, Vertrauen und dem Willen, einander wirklich zu verstehen. Ob in der Partnerschaft, Familie, unter Freunden oder im Job – klare, respektvolle Gespräche sind der Schlüssel zu starken, erfüllenden Verbindungen.

Um die Kunst der Kommunikation im Alltag umzusetzen, ist es wichtig, bewusst zuzuhören, ehrlich zu sprechen und die Gefühle des Gegenübers zu respektieren. Kommunikation ist ein Geben und Nehmen, ein Miteinander, das wir täglich üben können. Du wirst den Unterschied schnell merken.

Ätherische Öle können uns dabei als stille Helfer begleiten. Düfte wie Lavendel, Bergamotte oder Schafgarbe schaffen eine entspannte Atmosphäre, die Gespräche leichter macht. Sie fördern Ruhe, Klarheit und die Verbindung zu unserer inneren Stimme. Nutze diese Öle im Alltag – sei es im Diffuser, in der Duftlampe als Roll-On als duftende Unterstützung – und erlebe, wie sich deine Gespräche und Beziehungen vertiefen.

Sicherheitshinweise

Ätherische Öle sind hochkonzentrierte natürliche Wirkstoffe, die mit Bedacht einzusetzen sind.
Damit sich ihre umfassende Wirkung voll entfalten kann und keine unerwünschten Nebenwirkungen auftreten, sind die nachfolgenden Vorsichtsmaßnahmen zu berücksichtigen. Prinzipiell ist es ratsam, die ätherischen Öle nie pur auf die Haut aufzutragen, sondern mit Trägerölen oder Alkohol zu verdünnen, wie von mir vorgeschlagen.

Allergische Reaktionen	• Bei empfindlicher Haut können Reizungen, Rötungen oder Juckreiz auftreten. Immer darauf achten, dass die verwendeten Öle noch nicht abgelaufen (oxidiert) sind, da das die Hautreizung noch verstärken kann. Vorsicht ist geboten bei Bergamotte, Gewürznelke, Pfeffer, Thymian, Ylang-Ylang, Zimt, bei Zitrus- und Nadelölen und Perubalsam. • Fast zehn Prozent der Bevölkerung leiden an einer Duftstoffallergie. Sowohl künstliche Duftstoffe als auch ätherische Ölen können diese auslösen. Bei Allergie ist vom Einsatz von ätherischen Ölen abzuraten.
Schwangerschaft	• Insbesondere im ersten Schwangerschaftsdrittel gilt eine erhöhte Vorsicht. Die ätherischen Öle von Anis, Davana, Eisenkraut, Estragon, Fenchel, Gewürznelke, Kampfer, Koriander, Melisse, Muskatellersalbei, Muskatnuss, Myrrhe, Niaouli, Pfefferminze, Rosmarin, Schafgarbe, Salbei, Thymian, Vetiver, Wacholder und Zimt sind unbedingt zu vermeiden, da sie stark durchblutungsfördernd sind und starke Blutungen oder sogar vorzeitige Wehen auslösen könnten. Setze dich vor der Verwendung mit deinem Arzt und deiner Aromatherapeutin in Verbindung. • Auch bei Übelkeit, die durch Düfte ausgelöst wird, ist auf den jeweiligen Duft zu verzichten.
Phototoxische Reaktionen (erhöhte Lichtempfindlichkeit)	Zitrusöle wie Bergamotte und Zitrone sowie die ätherischen Öle von Angelikawurzel und -samen können bei starker Sonneneinwirkung die Lichtempfindlichkeit der Haut verstärken und zu erhöhter Sonnenbrandgefahr führen. Deshalb diese ätherischen Öle nicht vor einem Sonnenbad oder Solariumbesuch an Stellen auftragen, die der Sonne ausgesetzt sind.
Bluthochdruck	Rosmarin, Thymian, Salbei, Bohnenkraut und Lorbeer können blutdrucksteigernd wirken und sind deshalb bei Bluthochdruck zu vermeiden.
Niedriger Blutdruck	Karottensamen, Ylang-Ylang, Jasmin, Sandelholz, Styrax und Zitrusöle wirken leicht blutdrucksenkend und sollten bei niedrigem Blutdruck nur sparsam bis gar nicht verwendet werden.
Epilepsie	Wenn du schon mal einen epileptischen Anfall hattest, solltest du Anis, Basilikum, Beifuß, Davana, Estragon, Fenchel, Kampfer, Rosmarin, Salbei, Thuja, Wermut, Ysop und Zypresse besser nicht verwenden.

Literaturverzeichnis

Betz, Robert: *Liebesglück ist keine Glückssache – Wie wahre Liebe gelingt.* Wilhelm Heyne Verlag, München 2021.

Bräutigam, Brigitte: *Natürliches Parfüm selbst gemacht – Mit über 50 Rezepten und ausführlichen Anleitungen.* Ancona Verlag, 2005.

Cremer, Yella und Samuel: *Liebe würde Slow Sex machen.* LoveBase Media, 2019.

Drossel, Janina: *Lavendel, Zimt und Rosenholz – Die Welt der sinnlichen Düfte.* Jan Thorbecke Verlag, 2006.

Fromm, Erich: *Die Kunst des Liebens.* Ullstein Verlag, 2017.

Krahl, Gisela und Riepe, Andrea: *Wonnestunden.* Wunderlich Verlag, 1999.

Krishnamurti, Jiddu: *Freiheit und wahres Glück.* Meisterworte zeitloser Weisheit. Heyne Verlag, 2007.

Lacroix, Nitya: *Die Kunst der sinnlichen Aromatherapie.* NEFF Verlag, 1996.

Riedel, Maria: *Seelenpartner finden.* Amazon, 2022.

Rosenberg, Marshall: *Gewaltfreie Kommunikation: Eine Sprache des Lebens.* Junfermann Verlag, 2016.

Süßkind, Patrick: *Das Parfüm.* Diogenes Verlag, 1985.

Tisserand, Maggie: *Aromatherapie for Love – Duftende Essenzen und ätherische Öle für die Liebe.* Wilhelm Heyne Verlag, München 1993.

Weiss, Thorsten: *Bringe deine Emotionen in Balance mit ätherischen Ölen.* 2016.

Woodward Thomas, Katherine: *Calling in „The One" – 7 Weeks to Attract the Love of Your Life.* Three Rivers Press, 2004.

Worwood, Valerie Ann: *Liebesdüfte – Die Sinnlichkeit ätherischer Öle.* Goldmann Verlag, 1992.

Zenz, Diana: *Aromatherapie für die Seele – Mit natürlichen Düften das eigene Selbst entfalten.* Nymphenburger Verlag, 2020.

Zenz, Diana: *Entfalte deine Persönlichkeit – Mit der Kraft der Bäume und Pflanzendüfte zu dir selbst finden.* Nymphenburger Verlag, 2023.

Weiterführende Literatur im Internet

www.seelenduft.at
www.aromalxl.com
www.satureja.com
www.lebenslustcoaching.at
www.liebelauschen.de
www.lovebase.com

Bezugsquellen

Nachfolgend findest du eine Übersicht über mögliche Bezugsquellen für die Zutaten, die du zur Herstellung deiner Düfte benötigst.

www.behawe.com, Deutschland
→ Ätherische Öle, Basisöle, Emulgatoren

www.farfalla.ch, Schweiz
→ Ätherische Öle, Hydrolate

www.feeling.at*, Österreich
→ Ätherische Öle, Hydrolate, Sprühflaschen

www.naturgartl.com, Österreich
→ Ätherische Öle, Basisöle, Hydrolate, Blauglasflaschen, Pipetten, Roll-Ons, Zerstäuber

www.oshadhi.de, Deutschland
→ Ätherische Öle, Hydrolate, Zerstäuber

www.rosa-heinz.de, Deutschland
→ Blauglasflaschen, Roll-Ons, Tiegel, Sprühflaschen, Flakons

* Wenn du mich, Diana Zenz, bei deiner Registrierung bei feeling als deine Beraterin (Beraternummer 105713) angibst, stehe ich dir gerne für Fragen zu den Produkten von feeling und allgemein zur Verwendung von ätherischen Ölen zur Verfügung.

Danksagung

Mein tief empfundener Dank gilt meinen lieben Eltern, Carmen und Armin Grabowski, die mir stets elterliche Liebe und Rückhalt geschenkt haben.
Ein großer Dank geht an Alfred Zenz, mit dem ich viele inspirierende Gespräche über Beziehungen und die Wirkung der Natur führen durfte. Unsere bewusste Reise durch Partnerschaft und Trennung hat mich wachsen lassen – diese Erfahrungen fließen in dieses Buch ein.
Von Herzen danke ich Dino Mlakar, der mir als Partner und Freund zur Seite stand, und Jasmine Wagner, die trotz unserer besonderen Konstellation offen im Austausch blieb.
Ein besonderer Dank gilt meiner Lieblingsöle-Firma feeling für die großartige Unterstützung meiner Arbeit.
Danke auch an meine Fotografen Hadas Strobl-Aloni und Heimo Slamanig, die mein Wesen authentisch eingefangen haben.

Mit tiefer Dankbarkeit,
Diana

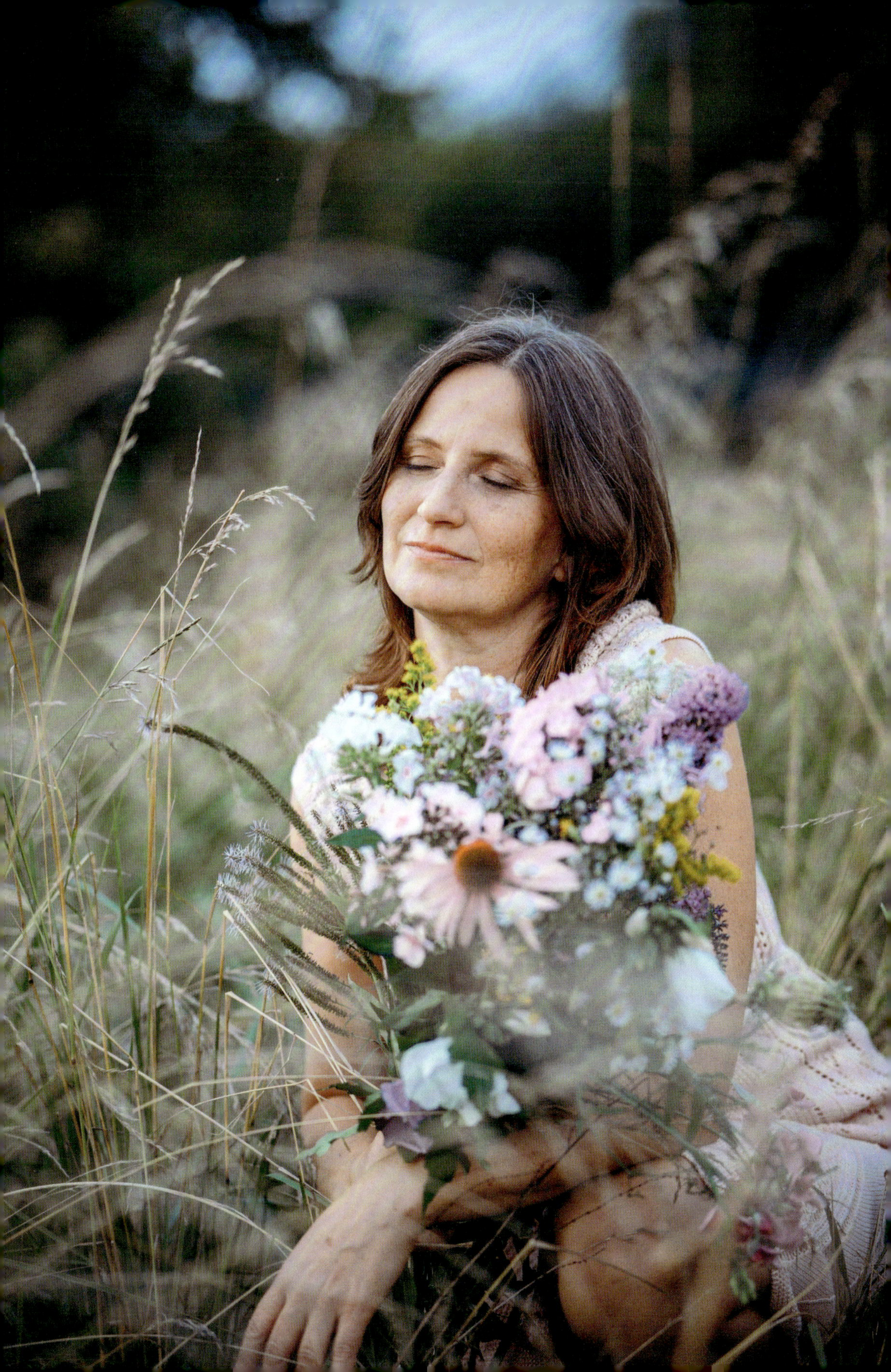

Register

Seelenduft

DIANA ZENZ

ÄTHERISCHE ÖLE ALS WEGBEGLEITER FÜR PERSÖNLICHES WACHSTUM

Gemeinsam mit den Düften begleite dich auf deiner Reise zu dir selbst. In meinen Online-Duft-Kursen, Webseminaren, Workshops und SeelenduftCoachings erfährst du, wie ätherische Öle deine persönliche Entwicklung tiefgreifend unterstützen können.

Dein individueller Seelenduft

Im SeelenduftCoaching kreieren wir gemeinsamen deinen ganz persönlichen, individuellen Duft, der dich stärkt und begleitet. Dein individueller Seelenduft hilft dir, wieder ganz in deine Mitte zu finden, emotionale Blockaden zu lösen und dich für neue Möglichkeiten im Leben zu öffnen. Er kann dich zum Beispiel dabei unterstützen, deinen Seelenpartner anzuziehen oder deinen eigenen Herzensweg zu gehen.

„Das SeelenduftCoaching bei Dir war ein sinnlich berauschendes Erlebnis. Ich fühlte mich einzigartig, verstanden und frei in der Wahl der Düfte. Die Wirkung auf Männer ist verblüffend – ich bin bestärkt in meinem Sein, spirituell geöffnet und zugleich gut beschützt. Noch nie war ich so verliebt in mich und meinen Seelenduft.“ – SABINE

Möchtest Du DuftCoach werden?

In der 6-monatigen Online-Ausbildung DuftCoaching lernst Du wirksame Coachingtools in Verbindung mit ätherischen Öle kennen, die Dich in Deiner Arbeit mit Klienten.

In meiner praxisnahen Ausbildung vermittle ich dir wertvolle DuftCoaching-Techniken, die du direkt in deine Arbeit als Coach, Berater*in oder Therapeut*in integrieren kannst.

„Meine Erwartungen an die DuftCoaching-Ausbildung von Diana wurden mehr als übertroffen. In der Ausbildung habe ich gelernt, wie ich kraftvolle Coachingtools in der Aromaberatung einsetzen kann.“ – MARGARETA VON AROMA 1 × 1

„Ich bin Psychotherapeutin und war total begeistert von der DuftCoaching-Ausbildung von Diana, weil sie uns eine Fülle an Tools näher gebracht hat, die ich sehr gut in meine Praxis integrieren konnte.“ – MAG. DR. ASTRID SCHWINGSHANDL, PSYCHOTHERAPEUTIN

mehr Infos auf *www.seelenduft.at*

Bildnachweis

12 Fotos von Heimo Slamanig: S. 4, 12, 28, 32, 34, 98, 102, 117, 122, 131, 132, 144; 10 Fotos von Hadas Strobl-Aloni: 6, 42, 44, 59, 64, 69, 70, 92, 112, 137; 24 Fotos von Shutterstock: S. 8 (Anuta23), S. 22 (Madeleine Steinbach), S. 30 (Iryna Imago), S. 37 (Sergii Sobolevskyi), S. 47 (Sarah Biesinger), S. 52 (Laura_N), S. 58 (PV productions), S.62 (Zoom Team), S. 63 (Marinodenisenko), S. 66 (plprod), S. 72 (Zdan Ivan), S. 78 (New Africa), S. 80 (Vitalii Stock), S.85 (lenetstan), S. 87 (Lightcube), S.89 (Rido), S. 94 (Svet foto), S. 104 (Summer loveee), S.109 (simona pilolla 2), S. 114 (4 PM production), S. 118 (A Lot Of People), S. 120 (fizkes), S.124 (New Africa), S.127 (Ulza); 2 Fotos von Adobe Stock: S. 45 (Nena), S.77 (photophonie); 9 Fotos von Flickr: S. 20, Jasmin (M. Martin Vincente), S. 21 Patchouli (Forest and Kim Starr), S. 22 Cistrose (Tiago J. G. Fernandes), S. 23, Rose (HQ Flower Guide), S. 61, Rosengeranie (Dinesh Valke), S. 68, Muskatellersalbei (Michael Hamann); 1 Foto von Wikimedia: S. 68, Storax: by Hectonichus – Own work, CC BY-SA 3.0, https:\\commons.wikimedia.org\w\index.phpcurid=32240842

Mit 56 Farbfotos

Impressum

Umschlaggestaltung von Gramisci Editorial Design, München / Claudia Geffert unter Verwendung eines ki-generierten Bildes. Das Bild zeigt einen Parfümflakon auf Rosenblättern.

FSC
www.fsc.org
MIX
Papier | Fördert gute Waldnutzung
FSC® C110508

Gedruckt auf chlorfrei gebleichtem Papier

Pfizerstraße 5–7, 70184 Stuttgart
kosmos.de/servicecenter

ISBN 978-3-96860-101-4
Projektleitung und Lektorat: Laila Prota
Gestaltungskonzept: Gramisci Editorial Design, München
Gestaltung und Satz: Katrin Kleinschrot, Stuttgart
Produktion: Nina Renz
Druck und Bindung: Westermann Druck Zwickau GmbH, Zwickau
Printed in Germany / Imprimé en Allemagne

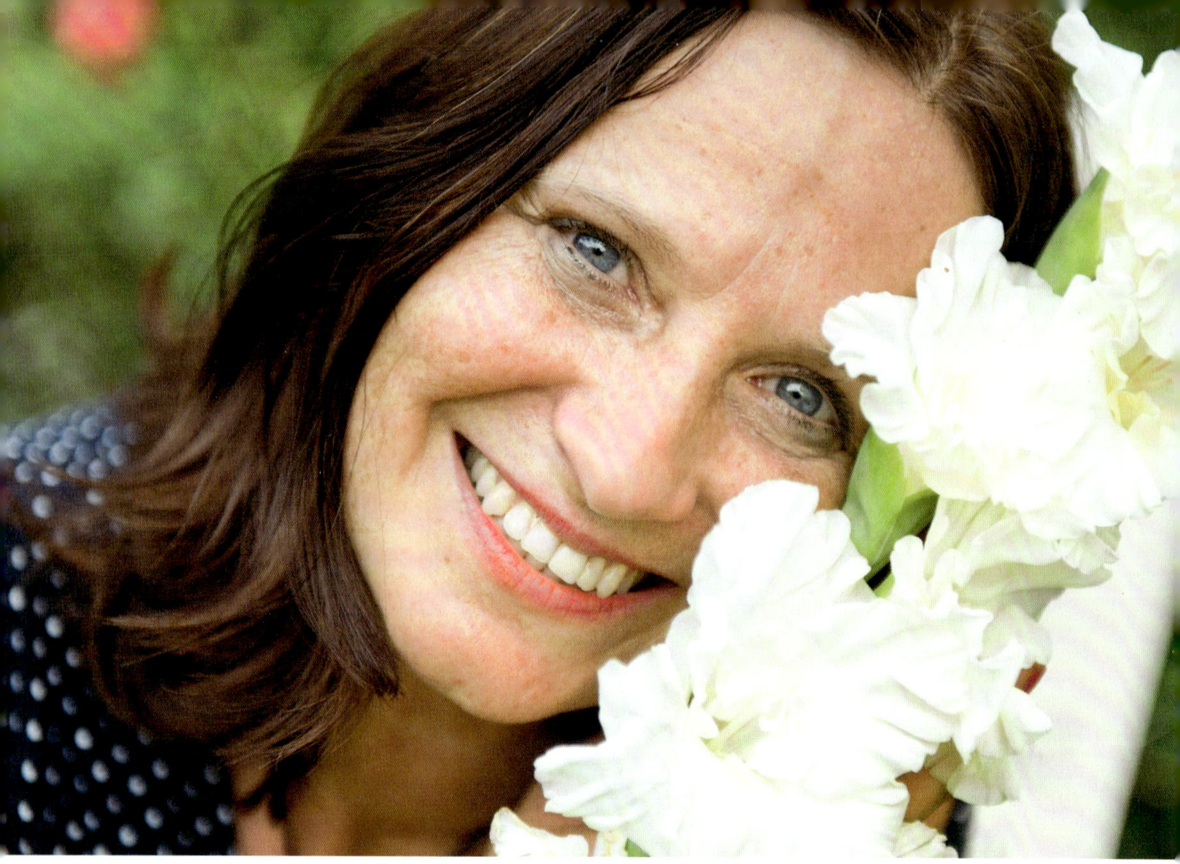

Diana Zenz

Diana ist Dipl. Aromapraktikerin, DuftCoach und Autorin – mit einer besonderen Gabe, die Kraft der Düfte für tiefgehende Persönlichkeitsprozesse zu nutzen. Sie begleitet mit Freude und Begeisterung Menschen auf ihrer Reise zu mehr Selbsterkenntnis, Selbstliebe und Sinnlichkeit in ihrem Leben.

In ihren SeelenduftCoachings kreiert sie individuelle Duftmischungen, die das Herz öffnen, emotionale Blockaden lösen und die persönliche Ausstrahlung auf magische Weise verstärken. Ihr Wissen gibt sie nicht nur in Büchern weiter, sondern auch in Online-Kursen, Workshops und einer fundierten DuftCoaching-Ausbildung.

Ihre Vision ist es, Menschen dabei zu unterstützen, sich in ihrem tiefsten Wesen zu erkennen – damit sie das leben, wofür sie hier sind. Diana verbindet Intuition mit fachlicher Expertise aus den Bereichen Coaching und Aromatherapie. Sie schöpft aus einem reichen Erfahrungsschatz vieler Jahre praktischer Arbeit als DuftCoach.

Sie lebt in Grambach bei Graz, umgeben von der Natur, die sie täglich inspiriert.

Mehr über Diana & ihre Düfte:
www.seelenduft.at